ESSAI

SUR LES

TROUBLES DES SENS ET DE L'INTELLIGENCE

CAUSÉS

PAR L'ÉPILEPSIE

PAR

Le Dr E. DEFOSSEZ,

De la Faculté de médecine de Paris,

PARIS

A. PARENT, IMPRIMEUR DE LA FACULTÉ DE MÉDECINE

29-31, RUE MONSIEUR-LE-PRINCE, 29-31

1878

ESSAI

SUR LES

TROUBLES DES SENS ET DE L'INTELLIGENCE

CAUSÉS PAR

L'ÉPILEPSIE

ESSAI

SUR LES

TROUBLES DES SENS ET DE L'INTELLIGENCE

CAUSÉS

PAR L'ÉPILEPSIE

PAR

Le D' E. DEFOSSEZ,

De la Faculté de médecine de Paris.

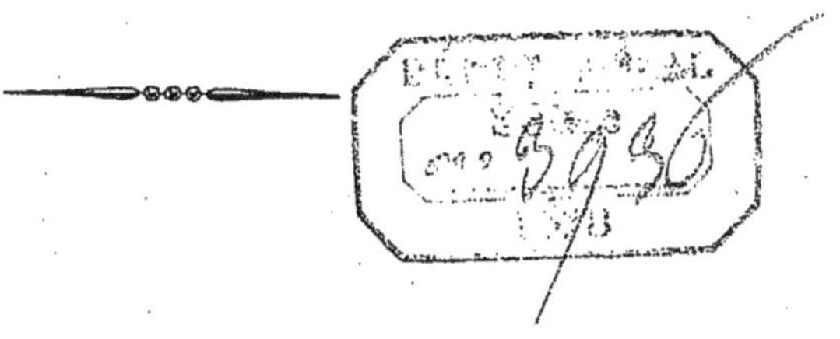

PARIS

A. PARENT, IMPRIMEUR DE LA FACULTÉ DE MÉDECINE

29-31, RUE MONSIEUR-LE-PRINCE, 29-31

1878

AVANT-PROPOS.

L'épilepsie, cette affreuse maladie si répandue, est connue de chacun. Depuis les temps les plus reculés, désignée tour à tour sous le nom de *morbus sacer*, *divinus*, *comitialis*, mal herculéen, mal caduc, etc., cette affection épouvantable n'a cessé de sévir avec une égale intensité, et de nos jours son nom seul est devenu un objet d'effroi.

Quel est, en effet, celui qui, ayant été à même de contempler un épileptique atteint d'une crise, ne s'est senti envahi d'une terreur involontaire à l'aspect des convulsions affreuses qui agitent le corps du malheureux qui y est en proie. Mais toute l'action de la maladie ne se borne pas au système locomoteur, et si, dépouillant parfois son aspect hideux, l'affection se borne à quelques troubles peu apparents de l'organisme, elle n'en exerce pas moins dans l'un comme dans l'autre cas une action dépressive sur les centres nerveux, et nous assistons alors à une série d'altérations tant définitives que passagères des sens et de l'intelligence.

C'est à l'étude de ces altérations du système nerveux que nous avons voulu consacrer notre thèse inaugurale. Nous avons cherché à y rassembler, de façon à produire un ensemble aussi complet que possible, toutes les modifications sensorielles et intellectuelles qui ont été signalées comme occasionnées par l'épilepsie. Nous y avons adjoint quelques faits nouveaux qui, par leurs caractères particuliers, nous ont semblé dignes d'être relatés.

Les observations que nous publions aujourd'hui ont été recueillies dans le service d'admission de l'asile Sainte-Anne, confié aux soins de M. le Dr Magnan, dont les conseils éclairés nous ont maintes fois aidé à surmonter les obstacles que tout débutant rencontre à chaque pas.

Qu'il nous soit permis de lui en témoigner ici notre profonde et respectueuse reconnaissance.

ESSAI

SUR LES

TROUBLES DES SENS ET DE L'INTELLIGENCE

CAUSÉS PAR

L'ÉPILEPSIE

HISTORIQUE

Lorsque, remontant jusqu'aux sources de la science, nous consultons les ouvrages les plus anciens qui sont parvenus jusqu'à nous, nous y trouvons déjà signalés les effets de l'épilepsie sur les sens et l'intelligence de l'homme.

Hippocrate avait donné une définition de l'*aura epileptica* lorsqu'il écrivait :

« Les patients qui sont déjà habitués à la maladie pressentent quand ils vont avoir un accès ; ils fuient loin des regards, chez eux si leur logis est proche ; sinon dans le lieu le plus solitaire, là où leur chute aura le moins de témoins, et aussitôt ils se cachent.......... Voyez, en effet, les enfants : ils tombent d'abord là où ils se trouvent, à cause qu'ils ne sont pas habitués ; puis, quand ils ont eu plusieurs accès, ils pressentent l'attaque et s'enfuient près de leur mère ou de la personne qu'ils connaissent le plus, et cela par terreur du mal qui les menace car aux enfants la honte est étrangère » (1).

Il est impossible de ne pas reconnaître, dans cette description, le phénomène auquel on a depuis donné le nom d'*aura*; mais il est juste de dire que tout y est vague et exagéré. C'est déjà un grand point, nous le reconnaissons, que d'avoir appelé l'attention sur ces phénomènes qui peuvent parfois acquérir une si grande importance. Cependant, le maître est allé trop loin, à notre avis, lorsqu'il nous parle de la longueur des prodromes. Il est bien rare que les malades aient le temps de prendre certaines précautions contre l'invasion de l'attaque ; le plus souvent, la crise suit l'aura de très-près, et le malade a-t-il à peine ressenti une sensation quelconque, qu'il tombe et perd connaissance, ou bien son attention est absorbée et annihilée par la terreur que lui cause l'idée seule d'un prochain accès, ou bien enfin le délire se montre, et il est impossible de demander à l'épileptique l'accomplissement d'aucun acte raisonné.

Nous trouvons encore une description manifeste du délire consécutif aux attaques épileptiques dans ce passage où sont signalés la fuite du malade hors de chez lui, ses courses vagabondes, ainsi que ses discours diffus, expression de l'excitation cérébrale (2).

Hippocrate enfin signale les effets de l'épilepsie sur l'intelligence ; et, tandis que les enfants en meurent souvent, l'adulte résiste mieux, car les veines sont plus larges, et la pituite ne peut ni l'emporter, ni refroidir le sang. » De la sorte, les veines reçoivent l'air, l'intelligence ne se perd

(1) Hippocrate. Traduction de Littré, t. VI, p. 383.

(2) « Vidi... quosdam exilire et foras fugere, ac decipere, quoad exspergiscantur... Aliique multi sunt et varii morbi quorum quodque recensere, prolixa foret oratio. » Hippocrate. De Morbo sacro, artis medicæ principes. Albertus de Haller, chap. I, p. 413.

pas, et les signes indiqués plus haut se manifestent avec moins de force à cause de la vigueur du cerveau » (1).

Arétée signale les effets que produit sur l'organisme l'épilepsie longtemps prolongée. Les épileptiques, dit-il, ont l'esprit dépravé ; sombres, ils évitent la société des autres hommes ; leur sommeil est troublé par des cauchemars ; ils apprennent mal à cause de la lenteur de leur esprit et de leurs sens. Enfin, ajoute-t-il, l'épilepsie trouble et pervertit l'intelligence à un degré tel que les malades finissent par tomber dans la démence (2).

Parlant ensuite du délire consécutif aux attaques, Arétée constate, ainsi que l'avait déjà fait Hippocrate, le besoin de locomotion qui s'empare de quelques épileptiques et les pousse à marcher au hasard. Certains d'entre eux, écrit-il, parcourent des distances énormes, et, marchant sans but, reviennent au point d'où ils étaient partis ; d'autres accompagnent au loin les personnes que le hasard avait placées sur leur chemin (3).

Toutes ces observations sont d'une exactitude rigoureuse, et dans la pratique il n'est pas rare de rencontrer ces cas où le malade, sortant de chez lui, se met à errer à l'aventure et se retrouve tout à coup bien éloigné de sa demeure sans savoir comment il est parvenu à l'endroit où il s'est arrêté.

Alexandre de Tralles donne le premier une description

(1) Hippocrate. Traduction de Littré, t. VI, p. 377.

(2) At si diu permanet... abjecti animo, mæsti, hominum adspectum consuetudinemque vitantes per quietem multis formidolosis imaginibus terrentur... obengenii sensusque tarditatem ægre discunt... Rationem quoque usque eo morbus dejicit ac conturbat ut prorsus denique infatuentur. (A. de Haller. Loc. cit., L. I, chap. IV. Aretœus).

(3) Quidam immensum spatium decurrunt, et quo perventuri sint nescientes, eodem ùnde discesserant cursu feruntur. Alii per longum iter eos, quibus forte occurrerint, comitantur. (Aretœus. Furor. L. I, chap. VI, A. de Haller. Loco citato).

sérieuse de l'aura lorsqu'il dit : « Ceux qui tombent à cause d'une partie du corps sentent le mal se répandre dans les membres supérieurs, et annoncent ce qui va leur arriver lorsqu'ils le sentent se diriger vers le cerveau » (1). L'aura était donc reconnue, mais ce n'était que l'aura sensorielle, et sa description est complète lorsqu'on voit écrit plus loin : « Les uns paraissent sentir l'approche de la maladie par la partie supérieure du pied (que les Grecs appellent *tarse*), d'autres par le tibia, d'autres par une autre partie du corps. » J'ai connu, ajoute-t-il, un lecteur qui disait sentir, à l'approche de ses attaques, un vent froid s'élever de la partie supérieure du pied et gagner le cerveau (2).

Cœlius Aurelianus décrit les phénomènes qui précèdent immédiatement l'attaque, tels que bourdonnements d'oreilles, céphalalgie, obscurcissement de la vue, étincelles....... Il attache une importance plus grande aux conséquences de la crise. Et tout d'abord il signale la grande irritabilité du caractère, l'oubli des faits qui ont précédé la crise et de la crise elle-même et l'aliénation mentale ; il signale également les hallucinations des divers sens. Pour la vue : une roue entraînée par un mouvement rapide ; pour l'ouïe : des bruits stridents, des clameurs ; pour l'odorat : la percep-

(1) Qui vero ob partem quampiam concidunt, distributionem mali ad superiora fieri manifesto percipiunt : et id quod futurum ipsis est prædicunt, quum destributio vitii ad cerebrum vergere incipit. Alexander Trallianus, chap. XV. A. de Haller Loc. cit.

(2) Nam alii a superiore pedis parte (quæ tarsos græcè dicitur) alii a tibia, alii ab aliia particula, morbi accessionem sentire visi sunt... Ego sane vidi quemdam lectorem in hunc morbum incidisse, qui quum ei eventurus erat, auras quasdam frigidas a superiore pedis parte ad cerebrum ascendentes percipere se dicebat (Ibid.),

(3; .... Et nullis ex majoribus causis facilis iracundia ; atque paulo ante gestorum oblivio.... Accessione cessante omnium gestorum ignorantia.... mentis alienatio... aut rotam figuli celeri motu ferri conspexerint, aut strepitum vel clamorem audierint, aut odoribus nimium bonis vel malis adfecti. C. Aurelianus. Liv. I, chap. IV, p. 33 et 34.

tion d'odeurs trop mauvaises ou trop agréables. Nous trouvons donc déjà, dès cette époque, la description du délire consécutif aux attaques.

En 1603, Vicentio Alsario e Cruce écrit un ouvrage sur l'épilepsie : « *De epilepsia seu comitiali morbo.* » Dans ce traité, l'auteur signale l'oubli de l'attaque, de son début et de sa fin. (1)

Il rappelle en outre que le premier rapprochement qui ait été fait entre le vertige et l'épilepsie remonte à Galien, qui « affirme que le vertige se rapproche beaucoup de l'épilepsie, et les anciens ont, avec raison, comme l'a rapporté Aurelianus, nommé le vertige une petite épilepsie. Il y a, en effet, tant de ressemblance entre ces deux états, que Galien donne le nom d'épilepsie à certains cauchemars. Car, ceux qui pendant la nuit sont tourmentés de cauchemars semblent en proie aux mêmes sensations que les épileptiques atteints de crises dans la journée » (2). Voici déjà établie la première relation entre le cauchemar et l'épilepsie. Nous reviendrons avec détails sur ce sujet, à propos des conceptions délirantes (voy. 1part., chap. IV, parag.2).

Vicentio signale aussi un mode particulier d'invasion de la maladie qui serait caractérisé par le coma. « J'ai vu, dit-il, un jeune enfant en proie à un sommeil si profond qu'il resta pendant presque deux jours entiers immobile et insensible. J'avais à peine songé quels remèdes je pourrais

(1) Non solum morbo ingruente, sed et ab eo liberi immemores, ac veluti amentes.... apparent. Vicentio. Alsario E. Cruce de Epilipsia seu comitiali morbo Venetiis, 1603, lib. II, lectio IX, p. 22.

(2) Unde Galenus passim vertiginem comitiali morbi proximum esse perhibet, et veteres, ut prodidit Aurelianus , summa cum ratione Μικραν Επιληψιαν το σκωτομα, nuncupasse dicuntur....; inter enim hoc symptoma, et epilepticum tanta est affinitas et similitudo, ut a Galeno ephialta quædam in somno epilepsia vocetur; nam quæ comitiales interdiù eadem ephialtici noctu patiuntur. (Ibid., p. 65).

employer, que tout à coup il est pris d'une attaque d'épilepsie dans laquelle il succomba (1).

Ce début particulier de l'épilepsie n'a pas été signalé depuis.

Nous verrons dans le cours de ce travail que la stupeur peut se montrer très-rarement avant l'attaque, mais qu'un début avec prostration aussi complète devait être le fait soit d'un état de mal, soit d'une affection encéphalique avec convulsions épileptiformes.

Nous trouvons un peu plus loin une révélation non moins importante. Il s'agit de l'action sur l'intelligence des deux formes de l'épilepsie : la forme convulsive, la forme non convulsive.

Cette différence entre les deux formes aurait pour auteur Mercurialis, qui décrit ces deux variétés et prétend que la forme non convulsive peut se terminer par la paralysie, la forme convulsive jamais (2).

En 1602, Jean Taxil avait publié un *Traité de l'épilepsie* (3). Il n'admet pas la crise épileptique non convulsive et il écrit au sujet d'un passage d'Hollier (*De internis affectionibus, cap.* VI) : « Hollier dict avoir observé plusieurs « épilepsies sans convulsions; ce sont choses rares desquelles il n'y a point de règle de l'art, et paraduenture « que si la convulsion n'estoit apparente, elle estoit occulte,

(1) Vidi puellum... alto somno adeo depressum, ut immobilis insenibilisque per binas fere dies exstiterit ; pro cujus curatione vix remedia excogitare aggredior, dum repente in comitialem demigrat affectum, a quo etiam, vitali aura privatus, interiit. (Ibid. Lib. III, lectio XXIX, p. 92.)

(2) Mercurialis vero... duplicem dari epilepsiam refert. unam quidem sine convulsione, alteram vero cum convulsione atque illam in paralysim, posse finire, hanc etiam non vero. Ibid., p. 92.

(3) Jean Taxil. Traité de l'épilepsie, maladie vulgairement appelée au pays de Prouvence : la Gouttete aux petits enfants. Lyon, 1607, liv. I, ch. I, p. 9.

« ou que tels épileptiques souffroient syncope comme le
« marque Auicenne, et le plus grand mal faict perdre les
« accidents de l'autre. »

Ainsi, selon Jean Taxil, le manque de convulsion était
dû à une syncope ou à des convulsions internes. Nous verrons, à propos des attaques incomplètes d'épilepsie, qu'il
n'en est rien, et que l'on ne voit se produire aucun de ces
deux phénomènes. C'est une forme différente de la maladie
et non pas une modification dans le siége des convulsions.

Mais où l'exagération dépasse les limites permises à l'in-
vention, c'est lorsqu'on le voit écrire un chapitre dont le
titre seul indique la valeur. — Chap. XV. « Que la plupart
des épileptiques sont gens de grand entendement et que, là
où il y a beaucoup d'épileptiques, là aussi il y a beaucoup
d'hommes de grand entendement. »

Une telle assertion reste incompréhensible, et l'on peut se
demander comment un homme de la valeur de Jean Taxil
a osé écrire dans un ouvrage un chapitre dont le sens est
en désaccord complet avec les théories de Galien, Hippocrate, Arétée, et avec la simple observation journalière. Il
semblerait que Taxil avait, à relever les épileptiques aux
yeux des lecteurs, un intérêt particulier et que l'on ne peut
comprendre. Comment concilier cette opinion avec les re-
levés qu'Esquirol devait faire plus tard et qui prouvaient
que sur 339 épileptiques 60 seulement étaient sains d'esprit,
c'est-à-dire un cinquième du nombre total.

Nous ne voudrions pas que l'on pût nous accuser de
tomber dans le défaut contraire, et de considérer tous les
épileptiques comme des aliénés. Loin de nous la pensée
d'une pareille exagération.

Il s'est rencontré, nous le savons, sur le nombre incom-
mensurable d'épileptiques qui ont passé sur cette terre,
des génies qui ont eu nom César, Mahomet, Napoléon,
mais si l'on pouvait établir la proportion d'intelligences su-

périeures qui se sont rencontrées dans la multitude, on de-
meurerait convaincu que les épileptiques ne sont pas tous
gens de grand entendement.

Mais Jean Taxil ne s'arrête pas là et il tend à prouver que
s'il y a beaucoup de gens remarquables à Arles, c'est qu'il
s'y rencontre beaucoup d'épileptiques.

Nous arrêterons là ces citations qui touchent au grotes-
que, pour envisager rapidement la théorie des humeurs
appliquées à l'épilepsie, pour l'explication des effets produits
par cette affection. « Le cerveau étant oppressé et toute la
faculté expultrice par une grande quantité d'excréments
qui ne peuvent être rejetés ny par le nez, ny par le palais,
ny par aucune autre voie, ils découlent quelquefois aux
ventricules d'iceluy ou au principe et à l'origine des nerfs
où ils causent après une infinité d'incommodités »(1).

Les conséquences de ces humeurs seraient une action
nocive sur les nerfs rendant le malade aveugle, aphone,
louche ou sourd.

En 1742, Pierre Brescon (2), dans un traité qu'il publia à
cette époque, passe rapidement sur les prodromes de l'épilepsie, ne fait que mentionner l'aura, et s'arrête un instant
pour signaler les attaques incomplètes d'épilepsie. Voici
comment il s'exprime à ce sujet :

« Il y a cependant des auteurs dont l'un (3) en a vu qui
« ne tombaient pas, un autre qui restaient debout (4), d'au-
« tres enfin qui couraient (5). J'altérerais la vérité si je rap-
« portais en avoir vu de semblables ; mais un médecin plus

(1) Jean Taxil. Loc. cit., liv. I, chap. XXII, p. 187.
(2) Pierre Brescon Traité de l'épilepsie. Bordeaux, 1842, chap. I,
p. 2 et 3.
(3) Marcellus Donat. Hist. médic. Mirabil. Lib. II, caput I.
(4) Antonius Benevenius. De additis morbis causis. Caput XXXVII.
(5) Erastus. In anatom. libros comitiis montan: part. II, p. 195.

« moderne (1) assure avoir observé tous ces cas dans la
« même maladie.

« Ettmuller (2) même dit avoir vu un exemple d'un épi-
« leptique qui dansait en rond et en avoir vu un autre qui
« se déchirait ses habits et sa chemise durant le paroxysme
« *Sed rara non sunt artis.* »

Ce qui pouvait étonner Pierre Brescon né nous paraît
plus aujourd'hui extraordinaire. On n'en est plus à citer et
à compter les formes particulières de l'épilepsie, et ces manifestations qui semblaient si bizarres à cette époque ont
été surpassées depuis.

On en est réduit à ne plus pouvoir énumérer les formes
que peut révéler l'épilepsie et à en faire de grands groupes
dans lesquels on fait rentrer toutes les sous-variétés.

Passant à l'étude des phénomènes consécutifs à l'attaque,
Brescon signale à peine et sans paraître y attacher une bien
grande importance, l'air égaré du malade qui sort de son
attaque ainsi que la perte du souvenir des faits passés
pendant le paroxysme. Il ne prête guère plus d'attention
aux conséquences de l'action de l'épilepsie sur le moral et
l'intelligence du malade. Après avoir énuméré les différents modes de terminaison accidentelle de l'épilepsie, l'auteur termine en disant que les malades deviennent stupides
et hébétés.

Mentionnons encore cet autre point, bien plus intéressant
que les autres. Rompant avec la théorie des humeurs, Brescon explique l'aura par « un mouvement successif et alter-
natif des fibrilles qui vont des extrémités au cerveau.... se
communiquant jusques à la tête, où, mettant en jeu la hui-

(1) Franciscus Delibac Sylvius.
(2) Ettmuller. Dissertatio de Epilepsia, M. xxiii. Dissertat. acad.
p. 61.

tième conjugaison des nerfs, ils produisent ce sentiment de suffocation.» (1).

Dès ce moment l'aura avait reçu une explication plausible du moins, en ce qui concerne le début, et les explications que l'on en donne aujourd'hui ne sont pas plus certaines que celles de Brescon.

Tissot (2), dont les travaux ont fait faire un si grand pas à l'étude de l'épilepsie, décrit ainsi dans le traité qu'il publiait en 1770 les effets consécutifs de l'épilepsie sur l'intelligence: « Les effets moraux sont ordinairement un affaiblissement général dans les facultés ; le jeu de l'imagination est la première qui souffre, la mémoire diminue, la conception est moins prompte, enfin l'intelligence même s'affaiblit, et il n'est pas rare de voir des épileptiques qui tombent dans une imbécillité presque totale quand les accès sont forts et fréquents....» Si, continuant nos recherches, nous poursuivons plus loin, nous trouvons le parallèle suivant établi entre l'apoplexie et l'épilepsie :

«Un seul accès d'apoplexie prive souvent de toutes les facultés pour le reste de la vie ; un accès d'épilepsie est quelquefois un état plus violent pour le cerveau qu'une apoplexie ; il peut opérer les mêmes effets et c'est ce qui arrive.

Désormais nous voyons que trois périodes sont assignées à l'épilepsie. Les prodromes, l'attaque, les phénomènes consécutifs. Nous ne pourrions analyser sans nous exposer à des redites les autres ouvrages qui ont été publiés depuis lors sur l'épilepsie. Georges Calmeil, Delasiauve.... ont écrit des traités détaillés sur ce sujet. Nous en parlerons dans le courant de notre travail lorsque nous emprunterons à l'un quelconque de ces auteurs une idée ou une citation dignes d'être rapportées.

(1) Pierre Brescon. Loc. cit., p. 47.
(2) Tissot. De l'épilepsie, 1770, art. xv, p. 187.

PREMIÈRE PARTIE

Des phénomènes nerveux prodromiques.

CHAPITRE PREMIER.

CONSIDÉRATIONS GÉNÉRALES.

Les phénomènes qui annoncent l'invasion prochaine de l'épilepsie sont souvent méconnus même par les personnes qui entourent le malade, ou sont tout au moins rattachés par elle à une cause indépendante de l'affection qui nous occupe.

Pour toute personne étrangère à l'art médical, l'attaque d'épilepsie est ainsi composée : le malade pousse un cri, pâlit, tombe, puis son visage devient rouge ; il écume, son corps est agité de convulsions violentes ; enfin tout disparaît, et le malade ne semble pas être jamais sorti de son état normal.

Pour le praticien, au contraire, qui sait distinguer et analyser les symptômes divers d'une maladie, le début de l'attaque d'épilepsie peut se montrer de deux manières différentes.

Tantôt la crise se produit inopinément, à l'occasion d'une frayeur, d'une émotion, d'une blessure, en un mot, de toute cause morale ou physique réagissant subitement et fortement sur les centres nerveux ; dans d'autres circonstances, elle annonce sa prochaine apparition au moyen d'un certain nombre de signes très-dissemblables dans leurs manifestations, selon les malades, mais affectant ordinairement une forme invariable chez le même individu.

Dans le premier cas, le malade tombe comme frappé de la foudre, saisi brusquement au milieu de son sommeil ou de ses occupations. Il s'affaisse sur lui-même, tantôt en poussant un cri, tantôt sans faire entendre le moindre gémissement ; il laisse tomber ou lance au loin les objets qu'il avait entre les mains et perd instantanément connaissance. Il entre alors d'emblée, et pour ainsi dire de plein pied, dans la première période de l'accès, c'est-à-dire dans la période des convulsions toniques.

Le second mode d'invasion, au contraire, bien différent de celui-ci, se caractérise par la perception de sensations variées qui viennent prévenir le malade de l'explosion prochaine d'une attaque, sans cependant lui permettre, si ce n'est dans des cas très-rares, de prendre certaines précautions contre l'accès qui va éclater (voyez obs. I).

Ces signes prémonitoires de l'épilepsie, signalés déjà par Hippocrate (1), sont excessivement nombreux et varient pour ainsi dire avec chaque malade, comme nous l'avons déjà dit plus haut. Ils peuvent apparaître à une époque plus ou moins éloignée de l'attaque. Et cet intervalle, a dit Esquirol (2), peut être d'une durée de 6 heures à 6 jours. Cette dernière limite est rarement atteinte et, dans la généralité des cas, l'avertissement ne précède que 2 à 5 minutes l'explosion de l'accès.

La plupart de ces signes consistent en sensations spéciales sur le siége desquelles maintes discussions ont été engagées sans qu'un résultat positif ait été obtenu et soit venu confirmer aucune des opinions émises à ce sujet.

<hr>

(1) Hippocrate. De morbis, de morbo sacro.
(2) Esquirol. Traité des maladies mentales. Paris, 1838.

Sans entrer dans tous les détails de la polémique engagée à ce sujet, nous allons examiner, en quelques mots, les points sur lesquels les pathologistes ne sont pas d'accord.

Tandis que certains auteurs admettent une épilepsie de cause idiopathique et de cause sympathique, leurs adversaires ne veulent reconnaître que la première de ces deux formes.

Parmi ces derniers, nous citerons Lepois (Carolus Piso), qui, niant l'existence de l'épilepsie symptomatique, disait : « que ces parties sont seulement irritées par le cerveau avant les autres organes et que le malade peut encore percevoir cette irritation tant qu'il conserve l'usage de ses sens. » Sauvages, se ralliant à cette manière de voir, dit, en parlant de ces symptômes : « qu'ils ont leur origine dans le cerveau, ou dans le principe des nerfs qui sont à l'usage de cette partie, comme sont les douleurs imaginaires que ressentent au pied ceux qui ont eu la jambe ou la cuisse amputée depuis longtemps. »

Tissot admet que l'opinion de Lepois est exacte dans les cas « où les accès commencent dans une partie, non parce qu'elle est le siége de l'irritation, mais parce que les nerfs qui s'y distribuent sont irrités avant les autres. »

Bosquillon dit que « des sensations qui·se forment dans le cerveau peuvent se manifester ailleurs que dans ce viscère même, et paraître exister dans les parties éloignées, parce que l'aura epileptica peut dépendre d'une affection originelle du cerveau » (1). Axenfeld (2) et beaucoup d'autres étaient de cet avis.

Qu'il nous soit permis, en présence d'assertions aussi nettes et aussi positives, de présenter quelques mots de réflexion sur ces opinions, qui nous paraissent par trop exclusives.

(1) Georget. Dict. de médecine, t. XII, art. Epilepsie, p. 178.
(2) Pathologie de Requin, t. IV, p. 375.

Loin de nous la pensée de rattacher toutes les épilepsies avec aura, à point de départ périphérique, à la grande clas se des épilepsies sympathiques ; mais on rencontre certains faits dont la rareté n'est pas excessive et qui semblent être, à notre avis, en désaccord complet avec les théories de Lepois, Sauvages, Tissot, etc., etc.

Nous allons rapporter quelques-uns de ces cas qui nous semblent les plus probants en faveur de l'épilepsie symptomatique.

Une dame épileptique sentait l'aura prendre invariablement naissance dans le gros orteil du pied gauche. Tous les médicaments ayant échoué, on recourut à l'amputation de l'orteil, et la dame fut guérie.

Un homme, dont les attaques épileptiques s'annonçaient par une aura s'élevant du bras, avait placé autour de ce membre un tourniquet qu'il serrait fortement lorsqu'il pressentait l'approche d'une crise qu'il parvenait, assure-t-on, à enrayer ainsi.

Un artisan ayant un ulcère à la jambe. qu'on traita mal et qu'on ferma trop vite, tomba dans l'épilepsie. Celle-ci commençait toujours par la sensation d'un vent froid qui partait de la cicatrice. Si le malade pouvait faire une forte ligature au-dessus du genou, il arrêtait l'accès ; mais, dès que ce sentiment avait passé le genou, l'accès était déclaré (1).

M. le Dʳ Magnan a présenté, en 1877, à la Société de biologie, un malade qui était devenu épileptique à la suite d'une blessure faite par un coup de pied de cheval et située à l'extrémité postérieure du calcanéum, près de l'insertion du tendon d'Achille. L'aura prenait toujours son point de départ au niveau de la cicatrice pour s'élever vers le cerveau.

(3) Purari. Thesaur. Médicin. practic. Genève, 1673, cité par Michea, t. II, p. 463.

N'est-il pas logique de croire que si le point de départ de l'aura avait été central, ni l'amputation du gros orteil chez la femme, ni l'application du tourniquet et du lien constricteur chez les deux autres malades, n'auraient pu parvenir à enrayer les accidents? Avait-il une lésion centrale cet homme qui, à la suite de sa blessure, sent l'aura s'élever du point cicatriciel?

Comment expliquer le fait suivant, signalé par M. Voisin (1) : Lorsqu'un malade éprouve une aura périphérique, la température du membre s'élève de 3 ou 4º au-dessus du point où elle se trouvait avant l'accès, si ce n'est par une action réflexe. Chacun sait en effet que la blessure ou l'excitation d'une région y détermine un afflux considérable de sang par paralysie vaso-motrice, d'où augmentation de la température. L'aura est donc bien une sensation locale puisque son apparition provoque le développement de phénomènes caractéristiques de toute irritation limitée. On pourrait, selon nous, et sans porter atteinte à la vérité, rapprocher l'aura épileptique d'un phénomène semblable qui se produit dans une autre névrose, dont certaines manifestations ont, avec le mal herculéen, tant de points de ressemblance. Nous voulons parler de la sensation particulière de boule, que l'on trouve chez les hystériques et qui prend si souvent naissance dans un des ovaires. En pressant la région ovarienne affectée, on y détermine tantôt une vive douleur, la reproduction de la boule hystérique et souvent même l'explosion d'une attaque; tantôt, au contraire, ou provoque la fin de la crise. La douleur prouve bien que la lésion n'est pas centrale, et la production de l'aura hystérique montre que le point de départ réel de l'affection est bien dans l'ovaire qui est douloureux, et d'autre part, comment pourrait-on admettre que la pression

(1) A. Voisin. Art. Epilepsie. Dict. médecine et chirurgie pratiques, t. XII.

exercée sur cette région non influencée par la maladie, puisse amener une cessation des symptomes. ?

Notre compétence en pareille matière est bien faible, nous sommes le premier à reconnaître, et nous n'avons jamais élevé nos prétentions jusqu'à vouloir prouver que ces savants praticiens, qui ont nié l'épilepsie de cause sympathique, eussent commis une erreur en se montrant aussi affirmatifs.

Notre but n'a été que de prouver la large prise fournie à la critique par leur théorie, et de montrer, selon nous, que l'opinion qui admet l'épilepsie de cause sympathique et de cause idiopathique, opinion défendue par tant d'auteurs célèbres, est de beaucoup la plus rationnelle.

Ceci dit, nous allons étudier successivement en détail les signes révélant l'explosion prochaine de l'attaque d'épilepsie et observer avec soin leurs différents modes de manifestation.

Nous diviserons, pour la clarté du sujet, l'étude des phénomènes nerveux prodromiques en trois groupes :

<blockquote>
Aberrations de la sensibilité générale.
Aberrations de la sensibilité spéciale.
Aberrations de l'intelligence.
</blockquote>

CHAPITRE II.

DES ABERRATIONS DE LA SENSIBILITÉ GÉNÉRALE.

Cette forme spéciale des manifestations prodromiques de l'epilepsie est aussi de beaucoup la plus fréquente. Elle est loin de se présenter toujours sous le même aspect et on la voit souvent revêtir les apparences les plus variées. Le sys-

tème nerveux général peut en effet traduire de mille façons
l'excitation à laquelle il est en but, et, de cette variété d'impressions, dépend la multitude de sensations si bizarres, si
inexplicables auxquelle le malade peut être en butte.

L'impression la plus communément perçue est analogue
à celle que produirait une vapeur, un vent léger, l'haleine
d'une personne effleurant la surface cutanée du malade.
C'est d'ailleurs cette sensation qui a été d'abord désignée
sous le nom d'aura, dénomination qu'on a ensuite généralisée, et qui sert aujourd'hui à désigner les phénomènes prodromiques en général. La température du souffle n'est pas
toujours la même ; tantôt il est chaud, tantôt il est tiède,
quelquefois il est froid. Dans d'autres cas, la sensation de
vent est remplacée par des crampes, des fourmillements,
des picotements; certains malades éprouvent une impression
désagréable qu'ils comparent à un courant d'eau froide pas
sant sous la peau ; d'autres se plaignent de douleurs dans
un membre, un doigt, un ongle (Voisin). Un enfant, traité
par Herpin, était prévenu de ses attaques par une douleur siégeant dans une petite molaire supérieure du côté
gauche (1). La douleur peut acquérir un caractère d'intensité très-grande. Ainsi, un malade cité par Esquirol, croyait
qu'on le rouait de coups (2).

L'aura ne borne pas ses manifestations exclusivement à
l'enveloppe cutanée ; on la voit assez fréquemment se développer dans les organes internes ou viscéraux. Ces sensations ne sont pas les moins pénibles et consistent généralement en sentiment de pesanteur ou de resserrement à l'estomac, douleur à la région précordiale, palpitations violente, hystéralgie, etc..., les douleurs peuvent atteindre un

(1) A. Voisin. Dictionnaire de médecine et de chirurgie pratiques
art. Epilepsie.
(2) Esquirol. Loc. cit.

tel degré d'acuité que dans un cas rapporté par Morgagni d'après Tulpius, il suffisait d'exercer avec un doigt une pression sur la région splénique, pour déterminer sur le champ une attaque d'épilepsie complète.

Nous avons été témoin de deux cas d'aura à manifesta-ions si curieuses que nous ne croyons pas pouvoir mieux faire que de les citer. Ces deux exemples suffiront à donner la mesure du degré de bizarrerie auquel peut atteindre cette manifestation.

OBSERVATION I (Due à l'obligeance de M. le Dr Magnan). — Le nommé M... Adolphe, âgé de 18 ans, exerçant la profession de garçon charbonnier, entre à l'asile Sainte-Anne, le 3 décembre 1877. Il est sorti de l'asile de Bicêtre, il y a deux mois, où il avait été traité pour l'affection dont il est atteint. Ce garçon est sujet à des attaques d'épilepsie depuis un an environ. L'explosion de la maladie est due à une vive frayeur qu'il éprouva à cette époque un jour qu'il avait failli être écrasé par une machine à battre. Les crises ont été peu nombreuses et se sont montrées à de rares intervalles. Après chacune d'elles on a constaté un léger état déli-rant. Le 6 décembre, il éprouve une aura de forme particulière. Elle consiste en la sensation d'une boule qui tourne dans la tempe gauche, avec secousse dans le bras droit. Elle est suivie d'une vio-lente attaque.

Les crises sont ordinairement très-fortes. Le corps bondit réel-lement sur le sol. Pendant l'attaque, le malade ne se mord pas la langue et n'a pas d'évacuations involontaires. Il a quelquefois le temps de s'attacher les jambes avant de tomber, et pousse parfois le cri initial. On constate de plus chez lui un affaiblissement no-table des facultés.

OBS. II (Personnelle). — La jeune Hortense J..., âgée de 11 ans, offre toutes les apparences d'un santé assez bonne. Le développement est normal, pas de rachitisme, pas de scrofule. Le ventre est un peu volumineux. La mère nous apprend que son enfant a été atteinte, dans sa pemière jeunesse, d'un début de l'affection des ganglions mésentériques connu vulgairement sous le nom de carreau. Les règles ne se sont pas encore montrées. L'intelligence est bonne et l'enfant montre un goût très-développé pour l'étude. Les antécédents héréditaires sont très-fâcheux. Le grand père maternel est mort aliéné. La grand'mère paternelle est épileptique ; elle a eu quatorze enfants dont treize sont morts de convulsions. Aucun n'a dépassé l'âge de 10 ans. Le père de la jeune fille, seul survivant de cette nombreuse famille, a eu lui-même des convulsions. La mère est bien portante. Depuis six mois la jeune Hortense J... est atteinte de vertiges épileptiques d'inégale intensité, se reproduisant plusieurs fois par jour, pendant lesquels elle saisit les objets qui sont à sa portée et s'y retient afin de ne pas tomber. Ces vertiges sont précédés d'une aura de forme viscérale assez bizarre. Interrogée sur ce qu'elle ressent, l'enfant dit en désignant la région précordiale : « Je sens là quelque chose qui tourne et ensuite de l'eau chaude que l'on verse dessus. » Depuis quelque temps son caractère s'aigrit, elle se fâche facilement, entre dans des colères violentes, et éprouve des impulsions. Elle a, il y a quelque temps, souffleté la maîtresse d'école dont elle suivait les leçons. De temps à autre elle tourmente ses camarades, les pince, les pique, sans motif.

Depuis quelque temps, nous dit la mère, elle devient triste. Le mot épilepsie ayant été prononcé devant elle, elle demande sans cesse si elle deviendra comme sa grand'mère dont les crises violentes lui inspirent une grande terreur.

L'enfant est soumise au traitement par le bromure de potassium le 7 mars 1878. L'amélioration est déjà sensible au bout de quinze jours (22 mars). Les crises qui étaient au nombre de 10 à 12 en vingt-quatre heures, ne se représentent plus que 5 ou 6 fois dans le même laps de temps.

Un jeune homme dont nous rapporterons plus loin l'observation (voyez obs. IV) éprouve de fortes douleurs intestinales; il semble, dit-il qu'on lui torde les intestins avec une pince.

Nous signalerons également le fait de la malade qui fait l'objet d'une de nos observations (v. obs. XXIV). Cette dame qui est généralement très-resserrée du corps, est avertie de ses attaques par du besoin d'aller à la garde-robe suivi d'évacuation qui se renouvellent trois ou quatre fois de suite.

Nous n'insisterons pas davantage sur ces aura de forme si bizarre ; mais nous ne pouvons passer sous silence la production de ces sensations indéfinissables, le plus souvent si pénibles, et qui proviennent d'une aura généralisée, si l'on peut dire, à tout l'organisme. Nous ne croyons pouvoir mieux faire que de rapporter l'observation suivante, où se trouvent réunies plusieurs sensations fausses s'étendant à tout le corps du malade.

Obs. III (Dr Alex. Bottex) (1). — Nous donnons dans ce moment des soins à M. F. B..., âgé de 19 ans, doué d'un physique agréable, d'une forte constitution, ayant reçu une excellente éducation. Ce jeune homme est, depuis deux ans, en proie à des crises de nerfs épileptiformes, compliquées des hallucinations les plus bizarres. Quelquefois il éprouve des picotements sur toute la périphérie du corps, sa peau lui paraît douloureuse, sèche, et communique au toucher une sensation semblable à celle produite par la peau de chagrin. Dans quelques cas, il se sent brûlant, il voudrait se jeter dans l'eau froide pour se soulager, ou bien il est généralement glacé et ne peut que difficilement se réchauffer. Il éprouve de temps à autre un sentiment de pesanteur tel qu'il lui semble qu'il ne peut se soutenir, et qu'il est comme affaissé sous son propre poids ; alors il peut à peine se lever et faire quelques pas, il est incapable de tout exercice, de tout travail, ou bien, au contraire, il se sent d'une légéreté extrême ; il croît qu'il va s'éloigner du sol, s'envoler ; il fait alors, sans se fatiguer, les courses les plus longues. Enfin, dans quelques circonstances, son corps et ses membres lui paraissent avoir un volume énorme ; il lui semble alors impossible qu'il puisse passer au travers des portes. Il lui arrive souvent d'éprouver des douleurs violentes dans la région de l'estomac ; il a de fréquentes hallucinations du goût et de l'odorat. Ce jeune homme, qui a conservé la plupart de ses facultés, apprécie très-bien ses fausses perceptions ; il expose lui-même avec la plus grande précision, tout ce qu'il éprouve. Mais ce qu'il y a de déplorable, c'est que l'état de cet intéressant malade ne peut que s'aggraver ; il n'y a pour lui aucun espoir de guérison. Il est épileptique !

(1) Al. Bottex. Essai sur les hallucinations, p. 61. Lyon, 1836.

L'aura suit généralement une marche ascendante. Prenant son origine soit aux membres inférieurs, soit, ce qui est plus fréquent, aux membres supérieurs, elle remonte jusqu'à la racine du membre, de là gagne le tronc, suit ordinairement la colonne vertébrale et vient comme le disent les malades, monter au cerveau et déterminer l'accès.

Jean Taxil décrit ainsi la marche ascendante de l'aura : « D'aucunes fois les malades sentent monter manifestement le vent malin au cerveau (ce qui ne se fait pas à l'idiopathique) comme celle que Galien dit avoir observée, laquelle prenait source d'une malignité enclose au pied et s'élevait par intervalle et montait au cerveau » (1).

Cependant la marche ascendante de l'aura n'est pas constante et l'on a pu observer quoique bien plus rarement la marche descendante. Enfin Ch. Bonet, cité par Trousseau (2) raconte avoir vu un homme de 50 ans, chez le quel se produisait d'abord un gonflement de la région inguinale gauche, puis le malade éprouvait une sensation de fourmillement qui descendait graduellement le long de la cuisse, en gagnant le pied. Arrivée là, elle remontait avec une extrême rapidité vers les parties supérieures et le cerveau était pris.

Ces signes, on le comprend, ont une grande importance tant pour le malade que pour le praticien ; ils ont servi maintes fois à faire reconnaître l'épilepsie chez les personnes qui n'avaient que des crises nocturnes existant déjà depuis longtemps sans que leur entourage s'en doutât. On devra donc, toutes les fois qu'on se trouvera en face d'un malade se plaignant de douleurs inexplicables soit dans les membres, soit dans un viscère quelconque, que tous les traitements rationnels auront été essayés sans succès, on

(1) Jean Taxil. Loc. cit., p. 364.
(2) Bonet Sepulch. anat., lib. I, sect. XII, p. 291, in *Leçons cliniques* de Trousseau.

devra, disons-nous, rechercher si leur origine ne se ratta-
cherait pas à l'existence d'une affection autrement sérieuse
qu'un rhumatisme ou une névalgie, c'est-à-dire à l'épilepsie.

Une découverte de ce genre, en faisant modifier le traitement, apportera sans aucun doute du soulagement aux
douleurs du patient, et permettra d'espérer, sinon la guérison, tout au moins l'amélioration de la maladie qui leur
avait donné naissance.

CHAPITRE III.

DES ABERRATIONS DE LA SENSIBILITÉ SPÉCIALE.

Tous les organes des sens sont susceptibles d'être, à un
moment donné, le siége de sensations fausses, d'impressions
trompeuses qui, ainsi que nous le verrons plus loin, peuvent
devenir de la part de l'épileptique la source d'une infinité
d'actes de caractères différents, surtout si, à ces hallucinations sensorielles vient se joindre à un degré quelconque
une perturbation de l'intelligence.

Les anciens avaient déjà constaté ces troubles des organes des sens, et nous les trouvons signalés pour la première fois, d'une façon spéciale, dans les œuvres d'Arétée.
Depuis cette époque, ces phénomènes ont été étudiés et dé-
crits avec soin, et leur fréquence même a singulièrement
facilité ce travail.

On emploie généralement, pour désigner ce genre d'aberration de la sensibilité le mot « Hallucination ». Esquirol
cependant avait cru devoir introduire une modification
dans les expressions servant à désigner ces sensations fausses éprouvées par les organes des sens.

Il avait fait, dans la grande classe des hallucinations deux divisions.

1° Hallucinations proprement dites.

2° Illusions.

L'illusion consisterait, selon cet auteur, en une mauvaise interprétation des phénomènes qui se passent autour des malades, tandis que l'hallucination formerait, de toutes pièces, des objets et des scènes qui n'existent nullement. Nous ne pouvons mieux faire que de rapporter ici le passage suivant du livre d'Esquirol (1) qui traite de cette distinction : « Un homme, qui a la conviction intime d'une sensation perçue alors que nul objet extérieur propre à exciter cette sensation n'est à portée de ses sens est dans un état d'*hallucination*. C'est un *visionnaire*. Les aliénés croient voir, entendre, sentir, goûter et toucher, alors que les objets extérieurs ne sont pas à la portée de leurs sens, et ne peuvent actuellement les impressionner. Ce symptôme est un phénomène intellectuel cérébral, *les sens ne sont pour rien dans sa production*; il a lieu quoique les sens ne fonctionnent pas, et même qu'ils n'existent plus. Aussi, il est des sourds qui croient entendre, des aveugles qui croient voir. Les anciens n'avaient observé ce phénomène que relativement aux souvenirs des sensations· de la vue, ils lui avaient donné le nom de *vision*. Mais l'analyse de la pensée, chez les aliénés, car les aliénés pensent et raisonnent, prouve que le même phénomène a lieu relativemeut aux sensations anciennement perçues par l'odorat, le goût, le toucher aussi bien que par la vue. Ce qui m'a conduit à donner à ce phénomène le nom générique d'hallucination. Dans les *illusions*, au contraire, la sensibilité des extrémités nerveuses est altérée elle est exaltée, altérée ou pervertie, les sens sont actifs, les impressions actuelles

(1) Esquirol. Traité des maladies mentales.

sollicitent la réaction du cerveau. Les effets de cette réaction étant soumis à l'influence des idées et des passions qui dominent la raison de ces aliénés, ces malades se trompent sur la nature et sur la cause de leurs sensations actuelles (1).

Cette division nous paraît spécieuse et faire une distinction aussi tranchée nous semble à plus d'un titre vouloir jouer sur les mots. Il n'y a selon nous que deux alternatives : ou bien le système sensoriel fonctionne anormalement (et ce n'est pas ici le cas), ou bien il fonctionne anormalement. Comme, dans le cas qui nous occupe, il s'agit simplement de savoir si les fonctions cérébrales s'exécutent régulièrement, nous ne trouvons qu'un mince intérêt à connaître s'il existe une illusion ou une hallucination, et nous n'entrerons pas dans des discussions inutiles à ce sujet : le résultat en effet sera toujours le même que le malade interprète mal ses sensations ou qu'il se figure en éprouver qui n'existent pas. Le point capital pour nous est de constater que les appareils sensoriaux fonctionnent irrégulièrement. Or, dans l'épilepsie, il n'est pas rare de voir le patient accuser des sensations fausses de différents sens. C'est là ce qui dénote un trouble du système nerveux central, et c'est la seule chose que nous ayons voulu constater.

Les organes de la sensibilité spéciale peuvent être affectés tous dans le même temps ou au contraire isolément. Mais tous ne le sont pas avec une égale fréquence et celui d'entre eux qui jouit du triste privilége d'être le plus souvent atteint est, incontestablement, le sens de la vue ; en seconde ligne, quoique avec une fréquence inégale, l'ouïe partage les perturbations de la vision ; puis, bien loin derrière eux viennent l'odorat, le goût et le toucher en proportion décroissante. Nous allons passer successivement en

---

(1) Morel. Traité des maladies mentales, d'après Esquirol.

revue chacun de ces centres spéciaux de perception et nous
étudierons à quel point leurs fonctions peuvent être modi-
fiées par le grand perturbateur des centres nerveux, l'épilepsie. Nous passerons sous silence les perturbations appor-
tées dans le sens du toucher qui se confondent avec les
aberrations de la sensibilité générale.

§ I. — *Sens de la vue.*

Comme nous venons de le dire, le sens de la vue est le
plus fréquemment atteint par l'aura epileptica. Si les fausses
impressions de la sensibilité générale étaient nombreuses,
les hallucinations de la vue n'offrent pas une variété moins
grande ni moins bizarre. Tout ce qu'un organe altéré dans
ses fonctions peut donner d'étrange ou d'épouvantable,
nous le trouvons réalisé par l'appareil de la vision. Les
hallucinations de la vue varient, comme celles de la sensibilité générale, avec chaque malade et, comme elles, sont
presque toujours identiques chez le même individu. Elles
peuvent s'offrir au malheureux qui y est en proie sous
deux aspects bien différents : elles sont exceptionnellement
gaies et riantes; la généralité est triste ou terrifiante. Il
n'est pas rare, ont dit certains auteurs (1), de voir dans les
épilepsies acquises, les hallucinations de la vue rappeler les
circonstances dans lesquelles le mal s'est développé. On
cite, à l'appui de cette assertion, diverses observations,
entre autres celles d'un jeune garçon qui avait eu la première crise épileptique au moment de la mort de son père,
et qui, chaque fois qu'une attaque allait se déclarer, était
atteint d'une hallucination de la vue lui représentant l'as-

(1) Falret. Etat mental des épileptiques. In Arch. de médecine. 1860,
5ᵉ série, t. XVI.

pect de la chambre mortuaire, telle qu'elle était lors de son premier accès.

L'exagération a eu, croyons-nous, une grande part dans ces affirmations, et parmi le nombre assez considérable d'épileptiques que nous avons été à même d'examiner, nous nous voyons forcé d'avouer n'avoir rencontré que dans un seul cas cette concordance entre l'hallucination et la cause occasionnelle du mal. Voici ce que nous avons observé.

Obs. IV (Personnelle). — Le nommé P... (Jules-Victor), âgé de 21 ans, exerçant la profession de palfrenier, entre à l'asile Sainte-Anne, dans les premiers jours du mois de mars 1878. Ce garçon jouit d'une bonne santé, sa constitution est assez forte, son tempérament lymphatique. P... est d'une intelligence très-faible. Il a commis dès sa jeunesse des excès de boisson. Pendant le siége de Paris (il avait 14 ans à cette époque), les éclaireurs l'emmenaient souvent avec eux comme guide, et s'amusaient à le griser en lui faisant absorber de l'eau-de-vie. Depuis cette époque, il a gardé l'habitude de s'eniver au moins une fois tous les mois. Il n'a pas d'antécédents héréditaires, et comme antécédents morbides nous ne trouvons qu'une fièvre typhoïde. La physionomie a un aspect particulier, les angles des mâchoires sont déjetés en dehors, les masséters sont très-volumineux.

Il y a deux mois que la première crise s'est montrée. L'attaque épileptique a éclaté deux heures après une vive frayeur. Un de ses amis, sachant qu'il devait se rendre à la cave, l'attendit au passage et lui saisit brusquement la jambe dans l'obscurité. Dès les premiers jours, les accès se montraient toutes les 24 heures. Mais, comme il s'était soumis immédiatement au traitement par le bromure de potassium, les crises ne tardèrent pas à s'éloigner et bientôt elles ne se montrèrent que tous les douze jours environ. Les attaques sont précédées d'une aura viscérale et intellectuelle. P... ressent alors des douleurs violentes dans la région intestinale et pour exprimer ses souffrances il dit « qu'on lui tord les intesins avec des pinces. » Il a en outre des hallucinations de la vue. Tous les objets lui semblent blancs ; des hommes vêtus de blanc, dont il ne peut distinguer la figure, sont occupés à une forge, d'autres sont montés sur des chevaux également blancs. Bientôt un bras toujours de couleur blanche semble s'avancer vers lui pour lui saisir la jambe, et il reconnaît, dans ce bras, celui de l'ami cause de sa maladie; il éprouve alors une frayeur très-vive et tombe. La crise terminée, il ne garde que de l'hébétude pendant quelques instants.

Il est évacué de Sainte-Anne sur Bicêtre, le 8 mars 1878.

Les objets que voit l'halluciné sont, l'avons-nous dit, l plus souvent terribles ou tristes. L'expression seule de la physionomie pourrait suffire à indiquer à l'observateur quel ordre d'idées, quel genre de spectacle sont venus frapper le malade. Les malheureux hallucinés restent ordinairement immobiles, les yeux fixés sur le même point, celui où se déroule l'action qui les préoccupe, la face exprimant la terreur, la respiration haletante. Quelques-uns prononcent des mots entrecoupés, des exclamations, des plaintes, des gémissements en rapport avec le sujet de l'hallucination. D'autres marchent au devant des personnages qu'ils croient apercevoir (voir obs. XXVI) ou veulent courir au secours d'une personne qui leur est chère, et qu'ils croient voir torturer ou assassiner. Il n'y a pas, dans ces cas, de délire, car lorsque les malades parlent, les idées s'enchaînent, ils peuvent quelquefois répondre aux questions qu'on leur adresse, et rien d'incohérent ne se montre dans leur conversation.

Il y a, à propos de ces désordres de la vision, une remarque que tous les auteurs ont faite depuis longtemps: C'est que, dans toutes les hallucinations des malades, la couleur rouge prédomine le plus souvent. Les spectacles ordinaires, que les malades croient apercevoir, consistent en troupes de spectres et de fantômes, bandes d'assassins vêtus de rouge se précipitant sur le patient; les uns sont entourés de figures grimaçantes ou marchent dans le sang et s'en croient couverts; les autres se voient au milieu d'un incendie ou entourés d'un cercle de feu qu'il leur est impossible de franchir.

Tissot rapporte l'histoire d'un jeune homme observé par Peiroux (1) chez lequel l'accès était précédé d'une hallucination de la vue dans laquelle il croyait voir venir à lui au galop et avec un grand bruit un carrosse dans lequel il y avait un petit homme en bonnet rouge.

H. Musset (2) raconte qu'un conducteur de diligence, descendant une montagne rapide, vit se rompre les entraves mises aux roues de sa voiture et fut entraîné avec une rapidité telle qu'il se crut perdu. Depuis ce temps-là, dit-il, la moindre contrariété provoque l'accès, et, pendant les dix ou quinze minutes qui le précèdent, il croit voir des chevaux lancés au galop et entendre des roues tourner avec beaucoup de vitesse et de fracas.

Delasiauve dit que les épileptiques sont éblouis par des étincelles ou trompés par des images fantastiques, lumineuses, charmantes ou terribles. Maisonneuve cite un malade qui voyait, cinq minutes avant l'attaque, une roue dentée au centre de laquelle était un spectre hideux à qui la pensée substituait l'image d'un ami.

Le fils d'Alsa Barinus apercevait venir à lui une femme affublée d'un cuir (Schenkius).

Haushalter (3) a pu observer un malade qui voyait six hommes noirs occupés à lui lier les pieds. Il se mettait dès lors à trembler, se levait, voulait sortir par la fenêtre, regardait autour de lui avec inquiétude, portait ses mains aux jambes pour s'assurer s'il n'était pas garrotté... Ces hallucinations, d'une durée parfois très-longue, se terminaient par une attaque d'épilepsie.

---

(1) Observat. médicin., 90.

(2) H. Musset. Traité des maladies nerveuses. Paris, 1840. De l'Epilepsie, p. 236.

(3) Haushalter. Th. Strasbourg, 1857.

En parcourant les auteurs qui ont traité ce sujet, on trouve un nombre considérable d'observations, dans lesquelles les hallucinations différaient peu les unes des autres. Nous avons choisi celles qui nous ont paru les plus aptes à frapper l'esprit par la singularité du spectacle offert au patient. Nous avons pu voir, de notre côté, deux malades intéressants à ce sujet, et nous allons en rapporter les observations.

Obs. V (Due à l'obligeance de M. le Dr Magnan). — Daniel D… âgé de 34 ans, reçut pendant la guerre du Mexique (le 29 mars 1863) une balle explosible qui lui fit une blessure au crâne. Le chirurgien retira un grand nombre d'esquilles de la plaie.

Trois semaines après la blessure apparut la première attaque convulsive suivie de perte de connaissance. Depuis lors, les crises se renouvelèrent presque tous les mois. Elles étaient précédées de céphalalgie frontale sensible surtout au niveau de la cicatrice que l'on aperçoit à la partie antérieure de la suture sagittale, s'étendant un peu sur le pariétal droit et atteignant l'os frontal. Aujourd'hui encore, le doigt promené sur la cicatrice détermine une sensation pénible qui persiste pendant dix minutes environ. Quand la douleur de tête apparaît, elle affecte la forme d'un bandeau posé sur le front ; le malade baisse la tête en marchant, voit sautiller les objets autour de lui, enfin les hommes et les arbres qui se trouvent sur son chemin lui paraissent augmenter de volume. Il ne tarde pas à apercevoir deux yeux d'abord très-petits, qui se rapprochent de lui en grandissant et au moment où il lui semble qu'il va pénétrer dans ces yeux, l'attaque se déclare.

Cette blessure et ses conséquences ont motivé la réforme du service militaire.

De 1864 à 1875 les crises disparaissent et sont remplacées par des vertiges. En 1874 et 1875, D… éprouve de violents chagrins. Il perd son enfant enlevé par une méningite, et son père meurt à Sainte-Anne, succombant à la paralysie générale. Il a de plus des discussions avec son associé qui l'accuse d'abus de confiance. Devant le juge d'instruction, il se lève brusquement pour frapper son accusateur, mais il est arrêté par une violente attaque d'épilepsie qui le terrasse.

Le lendemain il a la conviction d'avoir tué son associé ; croyant voir une tache de sang sur sa main droite, il la frotte ; la place frottée rougit : l'illusion augmente, les frictions redoublent, finissent par excorier la peau et alors le sang véritable apparaît.

Trois attaques se sont produites successivement, il est resté trois jours plongé dans le délire.

Entré à Sainte-Anne le 11 septembre 1876, il est transféré à Bicêtre le 16 du même mois. Il en sort au mois de novembre et veut se traiter par la belladone. Les attaques qui, sous l'influence du bromure de potassium dont il prenait, dit-il, 5 gr. par jour, ne se montraient que tous les huit ou dix jours, se reproduisent tous les deux ou trois jours. Il reprend le bromure le 28 décembre. Depuis, nous avons perdu ce malade de vue.

Obs. VI (Personnelle). — F... (Guillaume), âgé de 17 ans, ouvrier en papiers peints, est issu de parents bien portants. A l'âge de 3 ans et demi, il tombe de la hauteur d'un troisième étage et, à la suite de cet accident, il est atteint de convulsions. Depuis cette époque il était demeuré sujet à des vertiges. Il y a un an que les attaques convulsives se sont montrées. Après les vertiges, F... a un moment de délire à la suite duquel il oublie tout ce qui s'est passé. Il y a quelque temps, il descend chercher de l'eau à la fontaine ; au bout de quelques instants sa mère le voit rentrer, s'asseoir derrière le poêle, sans prononcer une parole ; elle l'interroge, pas de réponse ; descendant alors elle-même, elle trouva les seaux remplis d'eau et abandonnés à la fontaine. Dans des circonstances analogues F... ne revenant pas, sa mère inquiète se mit à sa recherche, et le trouva tranquillement assis près de la fontaine.

Avant ses attaques, ce garçon éprouve quelques hallucinations de la vue. Il appelle sa mère en disant : « Maman ! tous les chats et les rats ! » Ses attaques ne sont pas suivies de délire.

Cette observation nous semble intéressante à un double point de vue. L'hallucination de la vue elle-même suffirait à rendre curieuse l'histoire de F.... Mais il faut, en outre, considérer le caractère particulier de cette aberration de la vision. Il semblerait que ce délire puisse être rapporté à une intoxication alcoolique. Les objets qu'il représente ont été donnés comme la caractéristique du délire oxique. Et cependant il n'en est rien. Nous avons interrogé successivement le malade et sa mère, et nous croyons pouvoir assurer que dans cette circonstance l'alcoolisme n'a joué aucun rôle. Le médecin qui traitait F... lui avait défendu de boire même du vin pur. Ce dernier s'est conformé aux prescriptions du docteur et ne prend que de l'eau simple ou légèrement rougie.

Cependant, les troubles de la vue ne sont pas toujours accentués à un degré aussi avancé que nous venons de le voir. Chez la plupart des malades, les phénomènes d'aberration de la vue consistent en des illusions peu marquées ou même en un simple trouble passager. Les épileptiques aperçoivent ordinairement des étincelles, des éclairs, des mouches, des nuages ; ils voient les objets vaciller, tourner, tomber, et cette sensation tout intime de chute des objets environnants finit par amener la sensation de chute du malade lui-même. Il se produit alors un phénomène analogue à celui qui se passe lorsque, du haut d'un pont, on voit s'avancer un bateau ; au bout d'un moment d'observation, l'illusion se produit, le bateau paraît immobile et le pont semble se mettre en mouvement. C'est dans ces cas que l'on voit les malades chanceler et étendre les mains de tous côtés pour trouver un point d'appui. Dans d'autres cas, la vue semble se voiler, un rideau opaque paraît se dérouler entre le malade et les objets environnants.

Quelle peut être la cause de ce trouble de la vision ? La lésion est-elle centrale ou périphérique ? La première hypothèse semble seule probable.

Cossy (1), que cette particularité avait frappé, cherche à l'expliquer au moyen de modifications de l'iris ; en consé-

---

(1) Cossy. Mémoires de la Société médicale d'observations. Recherches sur le délire aigu des épileptiques, 1856.

quence, il examina avec soin les pupilles de ses malades atteints d'hallucination de la vue, mais ses recherches furent infructueuses : toutes les pupilles étaient normales.

Peut-être l'examen ophthalmoscopique donnerait-il des résultats, mais il est aisé de comprendre de quelle difficulté serait l'application d'un instrument qui demande tant de précision, chez des gens effrayés, dont les yeux sont le plus souvent animés de mouvements si variés et chez qui d'ailleurs les sensations éprouvées sont de si courte durée. M. le Dr Magnan qui a observé le fond de l'œil pendant la première période de la crise y a constaté une congestion énorme. L'ouverture pupillaire était très-dilatée.

Pour nous résumer, nous dirons donc :

1° Les hallucinations de la vue sont fréquentes chez les épileptiques.

2° Elles acquièrent une intensité variable selon les sujets.

3° Leur caractère est ordinairement triste.

4° Elles paraissent indépendantes d'aucune altération de l'œil.

§ II. *Sens de l'ouïe.*

Quoique d'une fréquence bien moins grande que celles de la vue, les hallucinations de l'ouïe sont cependant beaucoup plus communes que celles de l'odorat et du goût.

Les anciens nous paraissent avoir méconnu l'importance de cette espèce de sensation et l'existence même semble leur avoir échappé surtout dans les cas intenses, parce que sans doute ils les rapportaient à d'autres causes ; ils ne citent comme phénomène prodromique que le tintement d'oreilles (aurium tinnitus). Il est assez rare que ce phénomène se montre bien longtemps avant l'attaque. C'est ordinairement une ou deux secondes avant qu'on le voit se produire, de sorte que l'on pourrait être tenté de le rattacher plutôt à la crise épileptique elle-même qu'à l'ensemble des phénomènes prodromiques dont il fait réellement partie. Nous considérerons donc le tintement d'oreilles comme la manifestation la plus simple des hallucinations de l'ouïe. Il peut se produire, dans l'organe de l'audition, ce qui se produit dans les autres organes des sens: le malade peut éprouver des hallucinations dont le siége se rapporte à un appareil organique qui n'existe plus. Tel était le cas du malade dont Billod (1) raconte l'observation. Il s'agit d'un nommé Brun, âgé de 56 ans, militaire retraité, d'un tempérament bilieux affaibli par des excès de tous genres. Brun reçut, pendant la campagne de Prusse, une blessure, à la suite de laquelle il demeura complètement sourd. Son premier accès se montra trois ans après la blessure, et il débuta ainsi que le firent ensuite ceux qui le suivirent, par des bourdonnements d'oreilles.

A un degré plus avancé, on voit reparaître, ainsi que pour le sens de la vue, les hallucinations tristes, désagréables, ou terrifiantes. Certains malades entendent des bruits violents, des cris, des détonations, comme Maisonneuve a pu l'observer chez un de ses malades qui croyait entendre un coup de pistolet partant du sommet de sa tête ; d'autres perçoivent des cliquetis d'armes, le bruit des batailles (Esquirol) (2). Dans certains cas, on voit l'hallucination se rapporter au phénomène qui dans les épilepsies acquises a pu déterminer les premières attaques. Tel était le cas de ce conducteur de diligence dont nous avons rapporté l'histoire et qui croyait entendre rouler une voiture avec grand fracas. Assez souvent des voix tantôt confuses tantôt distinctes viennent impressionner le malade, et lorsqu'il peut comprendre ce qui se dit, il entend ordinairement des injures, des mots grossiers, des menaces à son adresse.

(1) Billard. Annales médico-psychol., nov. 1843.
(2) Esquirol. Loc. cit.

Sur 14 épileptiques ainsi hallucinés, Cossy (1) n'a trouve que deux cas de troubles de l'ouïe et, chez les deux malades c'étaient des paroles injurieuses qui étaient entendues.

Une jeune fille, soignée par M. A. Voisin à la Salpêtrière entend quelques secondes avant l'attaque des voix qui lui disent des mots désagréables et aperçoit des figures grimaçantes.

Nous avons eu le bonheur de pouvoir observer un de ces malades qui entendait des voix indistinctes qui l'effraynient à un haut degré et dont la perception précédait immédiatement l'attaque.

Obs. VII (due à l'obligeance de M. le Dr Magnan). — Joseph L. B..., âgé de 31 ans, comptable, n'a pas d'antécédents héréditaires fâcheux. Engagé volontaire à l'âge de 17 ans, il demeure sept années au service militaire, et fait dans cet intervalle quelques excès de boisson. Son caractère a toujours été, de son propre aveu, sombre et inquiet.

En 1872, Le B... rentre chez lui, sa journée terminée, sans avoir commis d'excès de boisson, et se met à table avec sa femme. Tout à coup, il se lève brusquement, prête l'oreille, croit entendre des voix confuses dans la pièce voisine, dit à sa femme d'écouter, pousse un cri et tombe à la renverse. L'attaque terminée, il ne conserve aucun souvenir de ce qui s'est passé avant la crise ni même pendant toute la journée.

Une deuxième attaque se montre en 1875 à la mort de sa mère.

Le 24 juillet 1877, troisième crise ; Le B... était à son bureau, il croit entendre les voix, prie son voisin de lui parler comme s'il avait besoin d'être rassuré, et tombe.

Enfin une quatrième attaque se déclare le 19 décembre 1877, dans un jardin pubic. Celle-ci a été suivie de délire, il va chez sa belle-sœur et, ne la rencontrant pas chez elle, il descend dans la rue où il se promène en l'attendant. Au bout d'un certain temps, désirant savoir si elle était de retour, il donne de l'argent à une petite fille pour l'engager à monter s'assurer si sa belle-sœur était rentrée. L'air hagard de Le B... avait éveillé les soupçons des voi-

(1) Cossy. Loc. cit.

sins qui, croyant à un essai de corruption de cette enfant, prévinrent les agents qui l'arrêtèrent sous l'inculpation d'attentat à la pudeur. Il eut encore une nouvelle crise après son arrestation et fut ensuite amené à l'Asile Sainte-Anne.

Nous poserons comme conclusions :

1° Les hallucination de l'ouïe sont moins fréquentes que celles de la vue et plus fréquentes que celles de l'odorat et du goût.

2° Elles revêtent ordinairement un caractère triste ou terrible.

§ III. *Sens de l'odorat et du goût.*

Nous sommes parvenu à une classe de phénomènes dont la rareté est assez grande pour l'odorat, plus grande encore pour le goût.

Aurelianus (1) avait déjà décrit les hallucinations de l'odorat en disant que les malades étaient impressionnés par des odeurs ou trop agréables ou trop fétides, telles que le storax, l'encens, le bdellium, le jais, le bitume ou la corne de cerf.

Dans ces circonstances encore, le côté désagréable de l'impression prédomine. Nous trouvons à l'appui de cette assertion diverses observations réfutées par les auteurs. Maisonneuve rapporte l'observation d'un malade qui, deux minutes avant l'accès, percevait une odeur qu'il ne pouvait comparer à rien, mais qui lui était extrêmement désagréable.

Haushalter (2) cite un fait semblable : un malade sent avant les attaques une odeur des plus fétides, se met à courir pour s'y soustraire, pousse des cris de détresse et tombe.

Les hallucinations du goût sont encore plus rares que

(1) Cælius Aurelianus dans Alb. de Halur. Loc. cit., p. 34.
(2) Haushalter. Thèse Strasbourg.

les précédentes ; la saveur perçue est la plus souvent atroce; c'est un goût d'amertume très-prononcé, de putréfaction. Un épileptique que nous avons eu récemment l'occasion d'examiner éprouvait une aura dont le point de départ était le creux épigastrique. Au moment où dans son mouvement ascensionnel l'aura passait au niveau de la bouche, il percevait une saveur horrible qu'il ne pouvait comparer à rien et qui était immédiatement suivie de la crise.

Les différents faits que nous venons d'énumérer, joints aux considérations qui les accompagnent, nous permettent d'établir dès maintenant les conclusions qui suivent, touchant les aberrations de sensibilité qui se développent sous l'influence de l'épilepsie dans les organes spéciaux des sens.

1° L'imminence d'une attaque épileptique développe, dans les organes des sens, des hallucinations de nature diverse.

2° La durée de ces phénomènes, généralement assez courte, peut atteindre une durée maximum de 6 jours.

3° Les hallucinations ont ordinairement un degré très-marqué de tristesse, de répulsion ou d'horreur.

4° Elle peuvent se combiner entre elles de façon à donner lieu à la production de sensations associées.

———

CHAPITRE IV.

DES ABERRATIONS DE L'INTELLIGENCE

L'étude des phénomènes qui forment l'objet de ce chapitre a acquis dans la science une importance qui ne saurait échapper à personne. Pouvoir rattacher à une attaque prochaine d'épilepsie qui tantôt pourra, se montrer aux yeux de tous avec les caractères si nets que chacun lui connaît; tantôt pourra se borner, à quelques manifestations si fugaces qu'elles pourront échapper à l'entourage même du malade et n'être appréciables que pour le seul praticien, l'explosion subite d'un accès délirant peut avoir, dans certaines circonstances et à un moment donné, une importance capitale. Chacun comprend aisément combien, au point de vue de la médecine légale, il peut être important d'établir qu'un individu est exempt de toute affection ou qu'il est au contraire atteint d'épilepsie, parce que, dans ce dernier cas, il sera susceptible de commettre, avant même l'apparition de ses crises, une série d'actes plus ou moins répréhensibles dont on ne saurait, à aucun titre, le rendre responsable. Nous nous proposons de traiter, dans ce chapitre, le côté clinique de la maladie dont l'influence engendre les perturbations de l'intelligence que nous allons passer successivement en revue

Nous pouvons, à bon droit, nous étonner de voir l'étude d'une partie aussi importante négligée au point que des écrivains sérieux en font à peine mention ; d'autres auteurs sont allés plus loin et ont mis en doute l'existence même de ces phénomènes d'aberration mentale précurseurs des attaques. Il ne faut pas voir en cela, selon nous, ni négligence, ni manque de savoir. Nous aimons à croire que ce silence et ce doute ne sont imputables qu'au manque de sujets d'observations ou aux résultats incomplets de ces dernières. Pour qui a pu suivre et observer un certain nombre d'épileptiques, il est évident qu'une assertion semblable pourra, à juste titre, sembler extraordinaire. Non pas que nous veuillons dire que le délire se montre dans tous les cas avec ses caractères si tranchés et dans son ensemble complet d'idées incohérentes, avec ses manifestations exagérées de violence ou de fureur, de folle joie ou de tristesse non motivées ; mais il est facile de s'assurer qu'il n'en existe pas moins certains troubles de l'intelligence à un degré variable qui montrent bien l'altération de cette faculté.

Si, désireux de connaître l'époque à laquelle les phénomènes prodromiques d'ordre intellectuel ont été appréciés à leur juste valeur et rapportés à la maladie qui leur a donné naissance, nous remontons aux premiers auteurs qui ont laissé quelques écrits sur l'épilepsie, nous voyons que tous gardent le silence sur ce genre spécial de prodrome et que nulle mention précise n'est faite des phénomènes dont nous avons entrepris l'étude. Peut-être cette manifestation de l'invasion prochaine du mal leur avait-elle échappé, et leur sagacité si grande avait-elle été mise en défaut, ou bien leur attention avait-elle été détournée de la maladie qu'ils étudiaient et rapportaient-ils à d'autres affections les phénomènes délirants qu'ils étaient à même d'observer.

Quoi qu'il en soit, il faut remonter jusqu'à Vicentio-Alsario e Cruce, (1) en 1602, pour trouver la première mention d'un trouble intellectuel qu'il aurait observé chez les épileptiques avant les attaques. Le malade est, dit-il, avant son attaque. « Corporis animique minime arbitrarius. » On pourrait se demander quel genre d'altération a été désignée par ces mots. L'auteur a-t-il voulu signaler la disposition souvent fâcheuse du caractère de l'épileptique avant sa crise? A-t-il voulu parler des impulsions ? Ou bien a-t-il eu réellement en vue le délire prodromique ? Nous nous rattacherons volontiers à cette dernière hypothèse, d'autant plus que l'auteur mentionne, outre ce premier caractère, la tristesse, l'agitation, etc., tous signes enfin qui se rencontrent surtout dans les altérations de l'intelligence prœmonitoires de l'attaque.

On peut admettre, à la rigueur, que des manifestations

(1) Vicentio-Alsario e Cruce, *loc. cit.*

souvent si légères et si fugaces que le sont les aberrations
de l'intelligence aient pu échapper aux auteurs anciens,
alors que l'état de la science n'avait pas encore permis
d'établir les données cliniques certaines que nous possédons aujourd'hui. Mais on est en droit de s'étonner en
voyant Esquirol, qui a fait faire tant de progrès à la pathologie mentale, qualifier de très-rares les manifestations
prodromiques d'ordre psychique de l'épilepsie.

Il est facile de s'assurer qu'une assertion aussi positive
est entachée d'une grande exagération si l'on veut tenir
compte dans l'observation des moindres altérations de l'intelligence. Calmeil et Georget ne semblent guère y attacher
une importance plus grande qu'Esquirol, et ils n'accordent
dans leurs ouvrages qu'une bien petite place à ces phénomènes cependant si importants. Il faut en arriver à notre
époque pour trouver l'étude de ce genre de prodromes assez
avancée et pour faire, dans un certain nombre de faits, la
part qui doit revenir à l'épilepsie.

Afin d'établir une division bien nette dans l'étude des
phénomènes d'aberration de l'intelligence, nous y crée-
rons trois grandes classes qui nous montreront les trois
degrés de la même affection et nous permettront de suivre,
pour ainsi dire pas à pas, le développement des troubles
intellectuels.

Nous passerons donc successivement en revue :

1° Les modifications du caractère et de l'intelligence.

2° Les conceptions délirantes.

3° Le délire proprement dit.

§ I. — *Modifications du caractère et de l'intelligence.*

On pourra peut-être nous objecter qu'en étudiant les
modifications du caractère et de l'intelligence avant l'attaque nous sortons du cadre que nous nous sommes tracé ;
nous ne croyons pas, pour notre part, nous éloigner beau-

coup du sujet en suivant, dès sa première étape, la série des modifications intellectuelles dont le point extrême sera l'éclosion du délire confirmé.

Nous n'avons pas l'intention d'examiner dans ce chapitre l'état mental habituel de l'épileptique, état spécial qui résulte de l'action prolongée de la maladie sur l'intelligence du malheureux qui en est atteint, et qui a été si bien et si minutieusement étudié et analysé par M. J. Falret (1). Nous ne voulons décrire ici que la perturbation momentanée que produit, dans l'état intellectuel du malade, l'imminence d'une crise épileptique ; modification toute passagère, il est vrai, mais dont l'importance peut, certaines circonstances étant données, devenir extrêmement sérieuse. Ces perturbations, de si courte durée qu'elles puissent être, bouleversent de fond en comble le caractère de l'épileptique. Ce changement se produit tout à coup et, si nous ne craignions d'employer une expression banale et peu scientifique, nous la qualifierions volontiers de changement à vue.

Un épileptique, que l'on a pu voir un instant auparavant gai, chagrin ou indifférent, va subir, en un temps infiniment court, et sous l'influence spéciale de l'attaque qui se prépare, un changement intime, dont il a lui-même conscience, qu'il ne peut rattacher à aucune cause extérieure, et qui de chagrin le rend gai, de joyeux le rend triste : tel était d'un caractère doux et serviable, deviendra hargneux et colère ; d'autres, au contraire, dont le caractère était des plus irritables, passeront subitement à une extrême obligeance, à une patience inépuisable. On voit souvent les malades, interprétant mal tout ce qui se dit ou se fait autour d'eux, se fâcher, adresser des réclamations aux médecins, aux surveillants. « On les traite mal, on se

(1) J. Falret. Loc. cit.

moque de leur position ; un tel les ennuie, un autre les agace, etc. » Extrêmement difficiles à contenter, ils ne sont jamais satisfaits des soins et des prévenances dont ils sont l'objet. Ils sont, en un mot, insupportables à leur entourage et se rendent indignes de tout intérêt. Les modifications de caractère des épileptiques s'accompagnent généralement d'une exagération dans les phénomènes nouveaux qui se produisent. Tantôt le malade sera d'une violence extrême, d'une grossièreté inouïe, tantôt il deviendra obséquieux, servile, fatiguant son entourage de ses assiduités. Ce double caractère d'instantanéité et d'exagération dans l'expression des sentiments constitue une des phases spéciales de cet état particulier de l'intelligence chez l'épileptique.

Certains malades éprouvent, peu de temps avant leurs attaques, et souvent dans la journée qui les précède, un sentiment intime de bien-être qu'ils ne peuvent exprimer et qui vient parfois leur rendre l'espoir d'une guérison. Espoir de bien courte durée puisque, dans quelques instants, une crise nouvelle viendra détruire l'illusion du malheureux ! Cette sensation peut amener, chez certaines personnes, une rémission très-notable ou même la disparition momentanée de certaines affections douloureuses qui les tourmentaient. Nous trouvons une exemple très-remarquable de cette action chez une dame dont nous rapportons plus loin l'observation (voyez obs. XXII). Cette personne souffre continuellement de douleurs gastralgiques contre lesquelles tous les traitements ont été employés et sont demeurés infructueux ; lorsque cette dame est menacée d'une crise, les douleurs disparaissent, elle se trouve bien, mange sans crainte comme sans douleurs, mais, aussitôt l'accès terminé, la gastralgie reprend son acuité primitive. Dans un ordre inverse, certains malades se plaignent de ressentir, un peu avant leur accès, un malaise inexprimable, une angoisse extrême, et ces sensations sont si pénibles que l'on voit certains d'entre eux désirer ardemment le début de la crise, certains qu'ils sont quela fin de celle-ci amènera inévitablement la cessation de leurs souffrances.

Au point de vue de l'intelligence, les modifications s'opèrent, ainsi que pour le caractère, en bien ou en mal. On peut voir quelquefois certains épileptiques réduits par l'action continue de la maladie à une existence presque exclusivement végétative, dont la vie intellectuelle semble tout à fait éteinte, retrouver, sous l'influence qu'exerce sur leur système nerveux l'attaque prochaine d'épilepsie, quelques moments de lucidité pour retomber plus tard dans leur état habituel d'abrutissement, de même on voit certains malades, à intelligence bien développée, tomber peu de temps avant leurs attaques dans un état de torpeur intellectuelle d'où ils ne sortiront qu'avec la fin de la crise.

§ II. — *Conceptions délirantes.*

Les écrivains anciens ont généralement cité, comme un des phénomènes précurseurs de l'attaque épileptique, l'apparition de cauchemars dans la nuit ou les nuits précédant la crise.

Nous ne voudrions pas manquer au respect dû aux médecins qui, les premiers, nous ont tracé le chemin en décrivant la maladie que nous étudions aujourd'hui, en contredisant, d'une manière absolue, leur façon de voir au sujet de ces phénomènes ; nous nous permettrons cependant de critiquer un peu l'abus qu'ils en ont fait.

Nier formellement qu'il ne puisse exister quelques rapports entre le cauchemar et l'explosion prochaine du délire serait peut-être porter atteinte à la vérité. Outre les cas où une heureuse coïncidence rapproche l'un de l'autre ces deux phénomènes, il ne nous paraît pas impossible qu'une intelligence menacée d'un ébranlement aussi formidable que celui que produira l'attaque ne puisse en ressentir à l'avance un certain degré de surexcitation.

Cet état de suractivité des centres nerveux peut être, dans l'état de veille, dominé par la ferme volonté du malade qui cherchera toujours à dissimuler les symptômes du mal dont il est atteint ; mais la situation est bien différente pendant le sommeil, alors que l'être tout entier est plongé dans une résolution complète, que sa volonté abolie ne pourra modérer la suractivité morbide de son système nerveux. C'est alors que l'encéphale, privé de son modérateur, pourra donner naissance à ces conceptions si bizarres et souvent si terribles qui constituent le cauchemar. Il y a, d'ailleurs, entre le cauchemar et le délire maints points de contact, et il n'y a pas de témérité à avancer que le délire n'est, pour ainsi dire, que la continuation d'un cauchemar pendant l'état de veille.

Vicentio Alsario (1) et d'autres auteurs ont encore signalé un autre prodrome des attaques épileptiques consistant en rêves lubriques avec la non satisfaction des appétits éveillés par eux. « Somnum venereum quem Græci onirogonon appellant in quo inanibus visis phantasiæ oblatis feminis lapsu vexamur. » Cette sorte de cauchemar à manifestations génitales, s'il est permis de s'expliquer ainsi, nous paraît peu digne de foi. Si, chez certains malades, la surexcitation du sens génital a pu se montrer, on ne l'a observée que consécutivement aux attaques, et, dans ces cas, l'éréthisme, loin d'être d'ordre psychique, a toujours paru plutôt revêtir un caractère mécanique.

Cælius Aurelianus avait, le premier, classé le cauchemar

____

(1) Vicentio Alsario. Loc. cit.

Defossez. 4

parmi les préludes de l'épilepsie et, selon lui, ses répétitions pouvaient être fatales. Silimachus, sectateur d'Hippocrate, en avait vu à Rome une épidémie qui avait été funeste à plusieurs (1).

Il ne faut pas, à notre avis, attribuer au phénomène cauchemar une importance que rien ne motive. Son apparition ne dénote, après tout, qu'un état passager de surexcitation cérébrale qui peut tout aussi bien se produire après l'ingestion de certaines substances toxiques telles que l'opium, la belladone, le haschish, etc., ainsi que sous l'influence de certains états anormaux amenant la stase encéphalique, tels que les affections du cœur, une simple indigestion. Certaines personnes à système nerveux très-impressionnable sont aussi, par nature, prédisposées à ce genre de rêves affreux. Dira-t-on que toutes ces personnes sont épileptiques ou sont menacées de l'être ? Non, certes, heureusement pour l'humanité qui verrait s'accroître, dans des proportions infinies, le nombre des malheureux épileptiques déjà si considérable.

Galien (2) avait rapproché l'épilepsie du cauchemar, se basant sur ce fait que les gens atteints de cauchemar éprouvent la nuit ce que les épileptiques éprouvent le jour. Nous sommes tenté de croire que Galien s'est abusé sur ce point et que son diagnostic a été erroné. Malgré toute sa science, il nous paraît avoir confondu le cauchemar avec l'épilepsie nocturne.

Il est juste toutefois d'avouer que, de nos jours encore, les praticiens sont parfois dans un embarras extrême lorsqu'il s'agit de déterminer si un malade est atteint d'épilepsie nocturne. Bien des personnes, en effet, atteintes de cette affection depuis de longues années ne s'en aperçoivent

(1) Fodéré. Traité du délire, t. I, p. 343.
(2) Galien. Quæ comitiales interdiu, eadem ephealtici noctu patiuntur.

nullement. Elles sont quelquefois très-étonnées de se réveiller courbaturées, de se sentir la langue mordue et de se
trouver mouillées d'urine sans savoir à quoi attribuer ces
accidents ; le médecin ne se trompera pas et diagnostiquera
à coup sûr une épilepsie avec crises nocturnes. Ces considérations étant faites sur le cauchemar que nous regarderons,
dans certaines circonstances, comme une conception délirante élaborée pendant le sommeil, nous allons passer à
l'étude de la conception délirante proprement dite, c'est-à-
dire de celle qui se produit dans l'état de veille.

Ce phénomène assez bizarre se rencontre peu fréquemment, et son étude mérite une grande attention.

Il arrive quelquefois chez certains malades que, un
instant avant l'attaque, il se forme une conception délirante
qui se reproduira dès ce moment au début de chaque crise.
Tantôt cette même idée se représentera d'une manière identique avant les attaques ; tantôt elle pourra varier de temps
à autre et sera remplacée par la dernière impression vive
éprouvée par le malade. Ces conceptions revêtent ordinairement une forme triste. C'est, en général, un souvenir
pénible, l'idée d'un événement malheureux qui vient s'imposer à l'esprit de l'épileptique. Il peut arriver que ce phénomène se montre dès le début de l'épilepsie ; mais il peut
se faire qu'un malade venant à être un jour fortement
impressionné, garde de son émotion un souvenir tel que les
circonstances viennent se retracer à son esprit au moment
de chaque crise.

On peut ici poser une question importante au point de
vue psychologique. Est-ce que, sous l'influence d'une émotion, cette idée venant s'offrir à l'épileptique pourra déterminer l'explosion d'une crise, ou bien cette idée ne se
représente-t-elle que sous l'influence excitatrice de la prochaine attaque ? La seconde hypothèse est, selon nous, la
seule exacte, et la preuve en est simple : un épileptique,

sujet à éprouver au moment de ses attaques des conceptions délirantes, en causera avec sangfroid dans l'intervalle de ses crises, tandis que, s'il en était autrement, l'élucubration seule de cette idée suffirait à déterminer le développement d'un accès. C'est donc bien là encore un genre de manifestation intellectuelle de l'épilepsie qui ne doit pas être regardée comme la cause, mais bien comme l'effet de cette triste affection. Il est digne de remarque, et l'on ne saurait trop attirer l'attention sur ce point, que l'intelligence demeure dans son intégrité. Le malade interrogé pourra rendre compte de ses sensations; ses idées seront justes, son jugement intact.

Les auteurs citent le cas d'un jeune homme dont la première crise épileptique était apparue le jour de la mort de son père. Depuis cette époque, lorsqu'une crise allait éclater, ce jeune homme se rappelait le moment fatal, croyait revoir le lit de mort de son père, ainsi que toute la chambre mortuaire et tombait ensuite.

Dans ce cas, la conception délirante reproduisait l'événement, point de départ de la maladie. Nous avons été assez heureux pour observer un cas à peu près semblable, mais où l'épilepsie remontait à l'enfance et dans lequel la conception délirante était venue se surajouter à l'occasion d'une vive émotion.

Obs. VIII (personnelle). — Mlle Marie B..., âgée de 16 ans, sans profession, est épileptique depuis sa jeunesse. A l'âge de 2 ans elle est atteinte de convulsions. De deux à six ans sa santé est bonne et à ce moment éclate brusquement sa première crise complète d'épilepsie.

De 6 ans 1/2 à 12 ans, Mlle B... est atteinte de chorée. Les attaques continuent et à 13 ans elle tombe, dans une crise, sur un poêle et se fait à la tempe gauche une forte brûlure dont la cicatrice est très-visible.

De 1867 à 1872, grandes attaques et vertiges. Aura viscérale (sensation d'eau et tortillements dans le ventre). Après les accès elle se frappait la poitrine et voulait se déchirer la figure.

En 1872, à la suite d'une attaque, Mlle B... est atteinte de délire à forme mystique. Elle s'écrie : « Je suis la Vierge ! Je suis la mère de Dieu ! » Elle croit avoir commis des fautes et craint d'aller en enfer.

Il reste de cette attaque délirante un souvenir confus. Ces phénomènes d'aberration mentale se montrent tantôt avant, tantôt après l'attaque.

Au début de la crise, Mlle B... se frotte les mains, se sent un peu engourdie, éprouve à l'hypogastre une douleur sourde analogue à celles qui précèdent l'apparition des menstrues ; puis quelques mouvements convulsifs légers se montrent dans les bras.

Elle pense alors à ses malheurs, à la mort de sa mère, qu'elle voit encore sur son lit de mort (la mère a succombé à une maladie douloureuse et son agonie avait duré trois jours pendant lesquels n'a cessé de pousser des plaintes et des gémissements). Cette pensée l'attriste énormément: elle songe ensuite aux pertes d'argent essuyées par sa famille. L'attaque se déclare bientôt.

Mlle B... a une intelligence peu développée. Son père, homme intelligent, l'avait déjà remarqué. Son instruction est faible. Elle ne paraît pas avoir d'antécèdents héréditaires.

Nous rattacherons à ce genre de perturbations l'histoire de certains faits excessivement bizarres. Dans ces cas, le malade, dont l'intelligence est intacte, comprend ce qui se dit, voit ce qui se fait autour de lui, reconnaît les personnes qui l'entourent et se trouve cependant dans un état si singulier qu'il lui est impossible, soit par un cri, soit par un geste, de témoigner ses impressions. Le malade assiste alors au début de son attaque, plongé dans un état intermédiaire entre l'état normal et la crise épileptique. Il semble, pour ainsi dire, qu'il se soit fait une scission dans ses facultés telle, que la partie de son système nerveux qui perçoit les sensations demeure dans toute son intégrité, tandis que la partie qui émet soit anéantie. Nous allons rapporter l'histoire d'une malade sujette à ce genre de début des attaques, et l'on verra en lisant les renseignements donnés par la malade elle-même qu'elle assiste, pour ainsi dire, en spectatrice au début de sa propre crise.

Obs. IX (personnelle). — Le sujet de cette observation est une jeune fille, Mlle L... (Marie), âgée de 14 ans. Cette demoiselle qui avait toujours joui d'une bonne santé éprouve, il y a environ trois mois, une vive frayeur causée par un incendie. Rentrée chez elle, elle se sentit malade, se mit au lit et y demeura trois jours. Elle avait, dit-elle, une fièvre intense. Ce n'est que huit jours plus tard que se montrait la première crise d'épilepsie. Depuis lors cinq attaques ont eu lieu et toutes ont été identiques. Voici, d'après le récit de la malade, comment débute l'accès. Les dents claquent, Mlle L... sent sa figure qui grimace sans qu'elle puisse l'en empêcher. Elle voit et reconnaît les personnes qui se trouvent autour d'elle, comprend ce qu'on lui dit, mais se trouve dans l'impossibilité d'y répondre. Elle voit bientôt ses poings se fermer, ses bras se roidir et se porter en arrière ; en ce moment elle perd connaissance et tombe.

Aucun phénomène de sensibilité générale ou spéciale ne vient la prévenir de ses crises et elle ne garde aucun souvenir de l'attaque.

A la suite de la dernière crise qui s'est produite le 20 février elle fut amenée à l'Asile Sainte-Anne dans un état de délire qui ne tarda pas à disparaître. Depuis cette époque aucune crise n'a reparu.

§ III. — *Du délire proprement dit.*

Les diverses formes d'aberration soit sensorielle, soit intellectuelle, que nous venons de passer en revue, n'avaient que très-imparfaitement troublé les fonctions des centres nerveux. Quel que pût être le degré d'acuité de ces illusions, de ces hallucinations, de ces conceptions délirantes, le malade conservait quand même le sentiment de sa propre existence, de sa personnalité. Cette sensation intime et indéfinissable du « moi », la dernière qui disparaisse n'était pas complètement éteinte, même dans les cas les plus intenses. On voyait persister un fond intellectuel relativement sain, et c'est sur ce fond que venaient par instants se greffer ces perturbations dont nous venons de parler, susceptibles à certains moments de le faire disparaître, mais ne tardant pas à s'effacer pour le laisser de nouveau se montrer. L'état de l'épileptique, que nous allons étudier maintenant, ne présente plus cette demi-lucidité dont les manifestations précédentes nous ont donné le spectacle ; arrivé à ce dernier degré d'effacement du sens intellectuel, à cette annihilation de tout sentiment, l'épileptique n'appartient plus par aucun point au monde qui l'entoure. Dominé par ses instincts, par ses appétits, excité par les hallucinations auxquelles il est en proie, le malade se livre à tous les actes déraisonnables ou criminels que peut lui suggérer un cerveau privé de son modérateur, c'est-à-dire de la volonté.

L'invasion du mal est en général assez rapide : tantôt le malade a ressenti quelque temps à l'avance un malaise qu'il ne peut expliquer, ni rattacher à rien ; cet état le rend triste, morose, aigrit son caractère, et prépare, pour ainsi dire, le terrain au délire. Un malade que l'on vient de voir dans son état normal peut quelquefois se trouver, si on vient à l'examiner une heure plus tard, en proie à un délire complet.

Dans ce cas, il a suffi d'une seule heure pour former de toutes pièces un délire complet avec ses actes impulsifs, son incohérence, ses violences, etc.

L'épilepsie est la seule affection qui puisse, dans un temps aussi court, bouleverser ainsi de fond en comble l'intelligence humaine. Une heure a suffi pour accomplir une transformation qui, dans tous les autres cas, exigerait une incubation de plusieurs jours. Le délire alcoolique, le délire mélancolique, l'état maniaque simple, exigent avant de se révéler, avec un caractère d'acuité aussi tranché que celui dont ces cas nous donnent un exemple, un temps plus ou moins long qui ne se compte plus par heures, mais bien par jours et par semaines.

La durée de la période délirante est variable. Tantôt la manifestation est très-fugitive, tantôt elle persiste durant un temps plus cu moins long.

De même que l'invasion du délire avait été brusque, de même la disparition se produit aussi avec rapidité. L'explosion d'une attaque vient ordinairement mettre fin à la manifestation délirante qui, dans un certain nombre de cas, ne semble se dissiper que pour reparaître de nouveau à la fin de la crise. Dans d'autres cas, la crise a avorté, et tout se borne à un vertige, à une absence, phénomènes qui peuvent échapper à une observation toute superficielle et pourraient faire songer à une attaque délirante sans crise épileptique. Il est intéressant de constater ici que la crise, une fois terminée, le malade peut se rappeler complètement les faits qui se sont passés pendant son délire. Il n'est pas rare de voir des épileptiques raconter en détail, les péripéties du délire précurseur.

On peut créer, d'après le caractère même du délire, deux manières d'êtres de l'aberration intellectuelle :

La forme dépressive,

La forme expansive.

1° *Forme dépressive.* — Cette forme ne présente guère rien de saillant ni rien de bien remarquable. Insensible et muet, n'opposant aux excitations comme aux exhortations dont on le presse qu'une résistance toute passive, le malade semble plongé dans une série d'idées ou absorbé par la contemplation muette d'un objet invisible. Les yeux demeurent souvent abaissés, invariablement fixés sur un même point; le visage n'offre qu'un masque inerte sur lequel ne vient se réfléter aucune émotion, aucune sensation. A ce degré extrême de dépression à forme mélancolique, le malade est bien près de tomber dans la stupeur. Il est assez rare cependant d'observer ce dernier état par le seul fait de l'imminence d'une attaque. On ne peut guère rencontrer une période de dépression aussi avancée que dans le cas où le malade est en état de mal ; l'approche de chaque attaque nouvelle détermine un abaissement nouveau du niveau intellectuel, et la stupeur peut être alors constituée. Il n'en est plus de même après la crise où, ainsi que nous le verrons plus loin, l'état de stupeur est relativement assez fréquent.

Une autre forme est constituée par un état d'anéantissement moins marqué des facultés. Au premier aspect, le malade paraît être dans son état normal. On le voit continuer ses occupations habituelles, s'acquitter du travail dont on l'a chargé. Mais si, dans certaines circonstances, l'épileptique peut faire un ouvrage régulier, dans d'autres, tout en continuant de faire le nécessaire, comme mouvements, comme manœuvres d'outils, il ne fait rien de bien. C'est à ce signe que l'on peut quelquefois reconnaître le début du délire. A cette période, certains malades paraissent avoir besoin de mouvement ; ils se lèvent, vont de côté et d'autres, sans but et sans prendre garde aux objets qui se trouvent sur leur passage et sur lesquels ils se jettent. Les uns exécutent des mouvements de mastication, d'autres prononcent des mots inintelligibles. Beaucoup sont poussés à toucher et à déplacer tous les objets qui leur tombent sous la main.

On les voit fréquemment ouvrir les portes, les armoires, les tiroirs sans motif, et d'une façon automatique.

Tel était le cas d'un malade cité par Delasiauve.

Quatre ou cinq minutes avant l'attaque, Lef... circule vaguement, tâtonne de tous côtés, se dirige vers les portes, remue les clefs dans les serrures et ne cesse de proférer des paroles inintelligibles.

Cette forme délirante peut sembler très-inoffensive ; elle doit cependant nécessiter l'emploi de certaines précautions. Il peut se faire que, sous l'influence d'une hallucination, le malade sorte tout à coup de son état d'apathie et d'indifférence, réagisse vivement et, tantôt croyant poursuivre des ennemis, tantôt se défendant contre leurs attaques, il se livre à des actes d'une extrême violence contre des personnes qui l'entourent et qu'il blesse grièvement.

2° *Forme expansive.*—A son degré le plus faible, la forme expansive ne se traduit que par un peu d'excitation cérébrale caractérisée par une exubérance de gaieté, des rires, de la loquacité, du contentement. Un malade qui a le caractère ordinairement taciturne ou triste étonne tout à coup ceux qui l'entourent par sa bonne humeur.

D'autres épileptiques subissent un changement inverse, leur douceur accoutumée est remplacée par de l'irritabilité, une colère sourde ; tout leur déplaît, tout les ennuie, ils se plaignent de tout, on les voit quelquefois se livrer à des sévices contre leurs voisins. Cette forme est plus dangereuse que la précédente, et c'est surtout pendant cette période que se commettent les délits ou les actes criminels.

Le Dr Cavalier (1) rapporte, dans sa thèse inaugurale, l'histoire d'un malade appartenant à cette dernière catégorie, et voici la description qu'il donne du caractère de son sujet.

Obs. X (Cavalier). — Jean V..., est d'une bonne constitution, de petite taille, d'un tempérament bilieux ; il exerçait, avant son entrée dans l'asile, la profession de potier d'étain. Nous n'avons pu

(1) Cavalier. Thèse de Montpellier.

nous procurer de renseignements sur les maladies héréditaires de sa famille.

Ce malade est sujet aux grandes attaques; il n'a pas de vertiges. Les attaques n'arrivent pas fréquemment mais elles sont violentes. Les intermissions sont assez prolongées et durent quelquefois plusieurs mois. Quand l'attaque survient, elle est rarement isolée. Dans la journée où l'attaque se déclare, et avant elle, Jean V..., a le caractère plus irritable ; il s'emporte pour la moindre chose : il dit des injures, accuse les autres malades d'être des lâches ; se plaint des infirmiers, des médecins. et prétend qu'il les fera punir par la justice. Il menace et cherche même à frapper; la loquacité est grande. Les paroles empreintes de douceur n'ont aucun effet, et l'irritabilité persiste même à un si haut degré, que le moindre prétexte suffit pour faire renaître la fureur. Dans un de ces moments, un aliéné s'étant un peu trop approché de lui. il voulut le saisir ; mais celui-ci se trouvant plus fort, le renversa brusquement et V... eut la jambe cassée.

Quand il se bat avec un autre aliéné et qu'un gardien est intervenu pour les séparer, Jean V... paraît se calmer un peu, mais bientôt après il revient pour se battre de nouveau.

Ce malade se fait encore remarquer par ses exigences; il se plaint de la nourriture, refuse tout travail, si on veut le contraindre, il s'irrite et cherche à frapper, surtout au visage, ceux auxquels il s'attaque. Sa haine est aveugle et ne tient aucun compte de la force de ceux qui veulent le retenir dans sa fureur. Une punition donnée sur-le-champ amène seule un calme momentané. Enfin survient l'attaque, qui dure six ou dix minutes, il reste ensuite dans un état de torpeur pendant une demi-heure ou même une heure, puis V... se relève tout seul. Il reste étourdi et comme privé de toute intelligence pendant plusieurs heures.

A un degré plus avancé, les hallucinations se joignent à la modification du caractère, et nous trouvons alors toutes les combinaisons possibles de ces aberrations des sens avec celle de l'intelligence.

L'excitation cérébrale a atteint un haut degré. Le malade éprouve un besoin pressant de mouvement, il va, marche ou court, grimpe, entretient avec des êtres imaginaires des conversations sans suite, répond et interroge tour à tour. Par instants, il s'irrite ou se cache selon le caractère des hallucinations de la vue, les impulsions se montrent à un degré plus accusé, le regard est brillant, la bouche sèche, l'haleine fétide, l'état maniaque se présente dans toute sa netteté. Billod (1) rapporte l'histoire d'un jeune homme dont les attaques étaient précédées durant trois jours d'accès maniaque.

Ce malade, nommé Baurain, âgé de 19 ans, d'un tempérament sanguin, d'une bonne constitution, d'une mémoire et d'une intelligence médiocres, ayant eu la scarlatine sans complication à l'âge de 9 ans et une fièvre cérébrale avec délire intense à l'âge de 10 ans, était atteint d'épilepsie depuis trois ans.... Ce paroxysme était précédé deux ou trois jours à l'avance d'un état d'excitation maniaque, avec délire général, tendance à frapper et hallucination de la vue et de l'ouïe. Ce malade voyait et entendait sa sœur avec qui il s'entretenait.

Dans certains cas le délire peut revêtir la forme mystique dans laquelle le malade tombe en adoration, chante des cantiques, ou se croit Dieu lui-même et prétend imposer ses volontés à chacun. Cette forme est la plus rare et s'observe le plus souvent consécutivement à l'attaque.

Le degré extrême de la forme expansive est formé par l'état de fureur, dans lequel nous trouvons poussés à leur dernière limite d'intensité les phénomènes que nous avons observés de les autres formes. L'homme réduit à ce misérable état ne conserve d'humain que la forme ; le reste n'est qu'un assemblage de sauvagerie, de cruauté, de cynisme. Devenu à proprement parler une bête nuisible, l'épileptique cherche à faire le mal de toutes les façons. Non content de chercher à assouvir sa rage sur les personnes qui

____

(1) Billod. Ann. medico Psych., nov. 1843.

l'entourent soit en mordant, soit en frappant, soit en grif-
fant, le malheureux exerce sa fureur sur les objets inanimés qui l'entourent : poursuivi par les hallucinations auxquelles il est en proie, il brise les meubles, frappe dans le
vide, à tort et à travers, jusqu'à ce qu'enfin une crise
vienne mettre un terme à cet affreux état.

Il existe encore une forme d'aura que nous n'avons pas
mentionnée et qui consiste dans des troubles de mouvement. Nous aurions passé complètement sous silence cette
aura motrice qui sort du cadre tracé à ce travail, si cette
altération de la motilité ne pouvait être rapportée dans
certains cas à des hallucinations des sens. Tel était le cas
de ce malade dont nous avons déjà parlé, et qui, pour échapper à une odeur mauvaise qu'il croyait percevoir, se sauvait
à toutes jambes jusqu'à ce qu'une attaque vint l'arrêter.
Musset (1) rapporte un cas où probablement se produisait
un délire mystique; c'est celui d'une femme qui avant de
tomber pirouettait quelque temps sur elle-même en faisant
un grand nombre de signes de croix. Cet état était d'une
durée généralement très-courte, et la crise lui succédait
immédiatement.

Nous en avons terminé avec l'étude des phénomènes
prodromiques d'ordre nerveux précurseurs de la crise épileptique. Nous avons suivi dans cette description une
marche ascendante, procédant du simple au composé, et
nous avons franchi successivement, degré par degré, toute
la série de phénomènes susceptibles d'altérer, d'une façon
quelconque, les facultés de l'épileptique avant l'attaque.
Prenant pour point de départ la manifestation la plus
simple des troubles du système nerveux, c'est-à-dire les
aberrations de la sensibilité générale, nous avons étudié

(1) H. **Musset.** Loc. cit.

tour à tour celles de la sensibilité spéciale pour nous élever
en dernier lieu dans un ordre d'idées supérieur, aux altérations de l'intelligence, au délire proprement dit.

Certes, au premier abord, envisagée au point de vue
théorique avec les caractères si tranchés que l'on assigne
à ses diverses périodes, l'étude des phénomènes intellectuels peut sembler d'une extrême simplicité. Mais il n'en
est plus de même, lorsque, pénétrant dans le domaine de
la pratique, le médecin se trouve face à face avec ce Protée
pathologique qui a nom Épilepsie, et peut revêtir les formes
les plus insidieuses au point de mettre dans l'erreur les
praticiens les plus consommés.

Nous ne voulons comme preuve de la difficulté de cette
étude que les polémiques longues et réitérées qui ont été
engagées à chaque époque sur ce genre de phénomènes. En
1838, Esquirol doutait presque encore de l'existence des
troubles intellectuels précurseurs de l'attaque. De nos jours,
grâce aux recherches et aux nombreux travaux exécutés,
ces phénomènes ont été mis en pleine lumière, et leur apparition ne saurait dorénavant nous effrayer ni nous surprendre.

DEUXIÈME PARTIE

Des phénomènes nerveux accompagnant ou remplaçant l'attaque.

L'attaque épileptique n'affecte pas toujours un caractère d'intensité aussi manifeste que dans la crise complète ou grand mal. Il existe encore d'autres formes moins bruyantes du mal caduc que les auteurs ont nommées petit mal et qui, si les manifestations extérieures sont nulles ou peu visibles, n'en exercent pas moins une action appréciable sur le système nerveux. C'est à l'étude de ces modifications spéciales que nous consacrerons la seconde partie de notre travail où nous examinerons l'état de l'intelligence et des caractères dans le grand mal, le vertige et l'absence.

CHAPITRE PREMIER.

DU GRAND MAL.

Dans l'attaque du grand mal, c'est-à-dire dans la crise épileptique complète et offrant tous les symptômes de chute avec pâleur de la face suivie de congestion, période des convulsions toniques et cloniques, évacuations involontaires, etc..., les facultés du malade sont complètement anéanties. Plongé dans une stupeur profonde d'où il ne sortira qu'à la fin de la crise, le malheureux épileptique reste étendu à l'endroit même de sa chute, formant une

masse inerte semblable à un cadavre (mortuis non dissi-
milis) dont les mouvements convulsifs viendront seuls, à la
période clonique, révéler l'existence. Plus d'hallucinations
plus de délire, plus de troubles sensoriaux. Le malade est
dans le néant. Et cet état d'obnubilation intellectuelle est
si intense que, si l'aura ne s'est pas montrée, ou si dans sa
chute le patient ne s'est ni blessé, ni contusionné, ni mordu
la langue, il peut se faire qu'il ignore avoir été en proie à
une crise et ne conserve aucun souvenir de ce qui s'est
passé ; un voile s'est, en quelque sorte, étendu sur son
existence, et le malade a vécu sans en avoir conscience.
Dans ce cas nous trouvons donc comme état mental une
obnubilation complète de toutes les facultés.

Tous les cas, cependant, ne se montrent pas avec une
égale intensité, et l'on rapporte des exemples de malades
qui, dans leurs crises, semblaient avoir conservé un
certain degré d'activité intellectuelle. Delasiauve (1) insiste
sur ce fait et il en parle en ces termes : « Au sein même de
la convulsion, et comme s'il possédait encore sa connaissance, le malade s'abandonne à une intarissable effusion
de larmes à un rire inextinguible, à une loquacité exubé-
rante ; ce qui fait penser à M. Billod que dans cet état la
volonté agit encore, mais disséquée en quelque sorte et
sans le concours des facultés, notamment de la conscience.
Il rattache au reste fort ingénieusement les phénomènes de
cette nature observés quelquefois à des impressions pro-
venant de scènes antérieures et mécaniquement rappelées
par l'imagination. »

Ces états intermédiaires entre la connaissance et l'abo-
lition totale des facultés sont assez rares. Nous n'avons
pas eu le bonheur d'en rencontrer parmi les malades que
nous avons été à même d'examiner. Cette manifestation

(1) Delasiauve. Loc. cit.

spéciale que l'on peut nommer délire pendant l'attaque se produit surtout lorsque le malade est en état de mal. Nous avons remarqué que, dans cette période spéciale, les patients ne perdaient plus la connaissance, et c'est alors que nous leur avons entendu pousser des cris et des gémissements, ainsi que le dit Delasiauve.

CHAPITRE II.

DU PETIT MAL.

Dans le petit mal, l'affection épileptique a perdu toute l'horreur du tableau qu'elle nous offrait dans le haut mal. Ici, plus de convulsions, quelquefois une chute, rarement des blessures. Tous les phénomènes se développent dans la sphère de l'intelligence et de la sensibilité. La motricité n'est atteinte que faiblement et d'une manière tout à fait accessoire. Quoique d'une intensité moins grande en apparence du moins que le haut mal, cette nouvelle manifestation de l'épilepsie peut cependant, dans certains cas, amener l'explosion de phénomènes nerveux aussi graves que ceux qui accompagnent la forme la plus intense de la maladie. Comme de plus, dans le petit mal, la période de l'attaque proprement dite est souvent très-courte, il peut arriver que la présence seule du délire soit constatée sans que avant ou après lui on ait rien remarqué de particulier chez le malade qui y est en proie, et que l'on rattache à une simulation parfois intéressée l'altération réelle de l'intelligence chez l'épileptique.

On a créé, dans les manifestations du petit mal, une distinction basée surtout sur l'intensité ainsi que sur la durée du phénomène, et accessoirement sur certains symptômes qui ne se montrent que dans les cas les plus intenses. L'absence est le degré le moins accusé de l'épilepsie, le vertige est la plus haute expression du petit mal. Nous allons les examiner l'un après l'autre.

§ I. De *l'Absence*.

L'état mental particulier désigné sous ce nom, constitue la manifestation la plus simple de la crise épileptique. La faible intensité du phénomène qui la produit, jointe à son caractère purement intellectuel, permet quelquefois aux parents du malade et au malade lui-même de méconnaître le genre d'affection dont il est atteint. La durée de l'absence, d'une brièveté remarquable, varie dans des limites qui ne dépassent guère deux ou cinq secondes. Dans ce court intervalle, le malade pâlit subitement. Toutes les fonctions semblent arrêtées en lui, un rideau est tombé sur son intelligence, il est complétement annihilé au point de vue intellectuel. Privé de toute idéation, sans pensée comme sans volonté, l'épileptique est transformé en une masse inerte, insensible à la douleur physique comme à la douleur morale, étranger à tout ce qui se passe autour de lui. Quelque nimple que puisse paraître cet état aux personnes étrangères aux sciences médicales, le praticien est autorisé à y voir une modification profonde de l'état intellectuel de son malade ; une affection susceptible de provoquer à un moment donné l'anéantissement complet de toutes les facultés, dénote une altération profonde du système nerveux central, et prouve que, si les signes objectifs sont nuls, la maladie n'en accomplit pas moins sourdement son œuvre de destruction. Les efforts du praticien doivent donc tendre vers ce seul but: opposer une digue à cet envahissement progressif de l'intelligence.

Un observateur inexpérimenté, mis en face d'un malade atteint d'absence, pourra ne rien remarquer de particulier dans
la manière d'être de son sujet. Le malade cessera brusquement
de parler au milieu d'une phrase comme si le mot ou l'idée
lui échappait, s'il marchait il s'arrêtera court et pourra même
se détourner de sa route, mais, l'accès terminé, il reprendra
sa conversation au point où il l'avait laissée, ou continuera
son chemin comme si rien ne s'était passé. Chose plus extraordinaire, le malade pourra n'avoir aucune connaissance du fait qui vient de s'accomplir, et, si les personnes qui l'entourent ne l'avertissaient de ce qui est arrivé,
il pourrait l'ignorer. En examinant attentivement l'épileptique au moment où se produit l'absence, on pourra le voir
pâlir légèrement, les paupières et les commissures des
lèvres montreront quelques contractions fibrillaires et tout
se bornera là. Il suffit quelquefois au début de l'absence
d'interpeller vivement et brusquement le malade, pour empêcher la production du phénomène. Mais dans beaucoup
de cas la durée est si courte que, lorsqu'on s'aperçoit du fait,
il est déjà trop tard et le malade revient à lui. Le retour à la
connaissance se fait instantanément, sans secousse comme
sans malaise, au point que le malade peut continuer son
travail ou sa conversation en les reprenant juste au point
où il les avait abandonnés. Il semble qu'il se produise dans
ces cas un arrêt de la vie nerveuse qui, malgré sa courte durée, n'en a pas moins produit un phénomène des plus importants, c'est-à-dire l'anéantissement de toutes les facultés,
et peut, dans certains cas mettre le patient à même de commettre certains actes délictueux dont il ne saurait être rendu
responsable devant la justice. Ce point est excessivement
délicat non moins qu'important à élucider pour le médecin
légiste.

Nous empruntons à la thèse de M. Cavalier, l'observation détaillée d'un malade en proie à des absences, et chez

lequel se rencontraient presque toutes les particularités que nous venons de mentionner.

Obs. XI (Cavalier). — D'une bonne constitution, d'un tempérament sanguin, d'une taille élevée, issu de parents sains de corps et d'esprit, Br... a joui d'une bonne santé depuis l'âge de 8 ans. On remarqua alors des absences reparaissant d'une manière irrégulière plusieurs fois dans la journée. Les absences se suspendaient par périodes qui n'avaient que rarement une durée de plusieurs jours. Les bains simples, les bains de mer, les sangsues, les vésicatoires, un cautère, des poudres de toutes sortes, tout fut essayé pendant huit ans sans succès.

Cependant l'intelligence commença à s'affaiblir. Ce fut en vain qu'on voulut faire apprendre le métier de cordonnier et de peintre en voitures à cet enfant : Il ne faisait aucun progrès. Il lui prit enfin des fantaisies bizarres de voyager, il s'échappait de sa maison, parcourait des distances de 5 à 6 lieues autour de Montpellier, le plus souvent sans motif appréciable. Des instincts vicieux se développèrent chez lui, il se mit à dérober à sa famille divers objets ; il mena une vie déréglée, vivant dans les cafés et les maisons de prostitution. Des corrections sévères lui furent infligées par son père sans résultat. Sa famille prit enfin le parti de l'isoler.

Il fut admis dans l'asile le 16 octobre 1847. Il se montrait alors d'une intelligence médiocre pour l'âge qu'il venait d'atteindre. Il racontait avec exactitude ce qu'il avait fait chez lui, mais il ne pouvait guère indiquer les motifs de ses actions bizarres. Il était d'ailleurs gai, vif, aimait beaucoup à s'amuser ; dans les jeux, il empiétait sur les rôles de ses compagnons, et se plaisait surtout à taquiner les malheureux aliénés. Il avait fréquemment des absences ainsi caractérisées. Si Br... marchait en parlant, il suspendait tout à coup la marche et la conversation, restait quelques secondes tout à fait immobile, sans chanceler, sans pâlir, puis se remettait à marcher en changeant de direction : par exemple, si, avant l'absence, il cheminait sur une route, pendant l'attaque, il la croisait. Il faisait ainsi une vingtaine de pas, puis revenait au point d'où il était parti. Pendant ce temps, il était complètement étranger à ce qui se passait autour de lui, les sons les plus éclatants n'étaient pas perçus. Il restait les yeux ouverts ; les paupières faisaient un petit clignotement rapide, les commissures des lèvres éprouvaient un léger frémissement. Puis il reprenait tout à coup ses sens, et reprenait la conversation là même où il l'avait laissée sans montrer le plus léger embarras, sans étourdissement. Il ne paraissait nullement se douter des phénomènes qu'il venait de présenter. Il ne se rappelait absolument rien, pas même cette absence. Si on lui en parlait, il en avait un souvenir confus. Se serait-il trouvé sur une échelle, il ne serait pas tombé. Il laissait cependant échapper de ses mains les objets qu'il tenait s'ils étaient lourds. Cette absence ne durait pas plus d'une minute, ces phénomènes se représentant deux ou trois fois par jour; bien rarement une journée entière s'écoulait sans absence. Divers remèdes furent employés sans succès, entre autres le valérianate de zinc.

Les absences devinrent plus fréquentes. Br... finit par en avoir huit, dix et même quelquefois bien davantage chaque jour. La mobilité de son esprit s'en accrut; mais jamais ce malade n'eut de la fureur ni même de l'agitation maniaque, il était doux et obéissant tant qu'il était surveillé.

Sa famille réclama sa sortie et Br... quitta l'établissement le 4 octobre 1848. Dès qu'il fut chez lui, il devint tout à coup indocile, son penchant pour le vol se développa davantage, et il finit par être traduit pour ce délit en police correctionnelle. M. le professeur Recht appelé à l'audience pour rendre compte de l'état mental de cet épileptique, déclara que, dans son opinion, Br... n'avait pas une intelligence assez développée pour apprécier ses actes et une raison suffisante pour réprimer ses fâcheux instincts. Br... fut acquitté et reconduit dans l'établissement le 3 février 1850.

Depuis cette époque, la maladie de Br... a éprouvé quelques changements. Les absences sont devenues plus rares mais un peu plus longues, parfaitement semblables d'ailleurs à celles qui ont été décrites.

Enfin, vers la fin de juillet 1850, pendant la nuit, Br... eut une grande attaque... Au bout d'une dizaine de minutes, il revint un peu à lui, respira plus facilement, mais resta dans un état de torpeur pendant laquelle il regardait autour de lui, mais ne répondait pas. Deux heures environ après, il reprit l'usage de ses sens.

§ 2. *Vertige.*

Depuis longtemps déjà l'analogie qui existe entre le vertige et l'épilepsie avait été signalée par les auteurs dont les raités sur ce sujet sont parvenus jusqu'à nous. Alexandre

de Tralles rapporte dans ses écrits un passage tiré des
œuvres de Galien dans lequel ce dernier tentait de rapprocher
l'une de l'autre ces deux manifestations d'une même maladie. Voici ce que dit Alexandre à ce sujet : « unde Galenus
« passim vertiginem comitiali morbo proximum et esse perhi-
« bet et veteres, ut prodidit Aurelianus summa cum ratione
« Μικράν επιληψιαν το σκωτομα nuncupasse dicuntur (1). »

De là Galien affirme que le vertige se rapproche beaucoup
de l'épilepsie et les anciens, comme nous l'a transmis Auré-
clianus ont, avec raison, nommé le vertige une petite épilepsie. Le vertige épileptique n'est, peut-on dire, qu'une
exagération de l'absence. Entre ces deux manifestations de
l'épilepsie, la différence est bien faible, et n'est constituée
que par l'adjonction de quelques phénomènes nouveaux. Au
point de vue intellectuel on peut établir une division. Tantôt l'état de dépression mentale est le même que dans l'absence, et l'on voit comme dans ce dernier état, le patient
plongé dans un état d'hébétude et d'immobilité absolues,
le regard fixe, sans que sur son visage se reflète l'ombre
d'une sensation ; tantôt au contraire on voit se produire certaines aberrations dont le patient peut quelquefois garder
le souvenir mais que généralement il oublie complètement. On peut quelquefois, en interpellant vivement le malade, obtenir une réponse et les patients semblent avoir jusqu'à un certain point conservé leur impressionnabilité. Tel
était le cas de l'enfant dont parle Trousseau qui lorsqu'on
voulait lui faire respirer de l'ammoniaque ou de l'éther se
mettait à crier avec rage « Va-t-en ! va-t-en ! » et revenu à
lui ne se rappelait rien. Tantôt la modification porte sur l'intelligence et l'on rencontre alors cet état spécial dans lequel
il semble que la personnalité du malade soit dédoublée, et que
la partie restée saine puisse assister à l'aberration de l'autre
partie. Cette sensation intime rend excessivement malheu-

(1) Alexandre de Tralles, loc. cit.

reux les malades qui y sont exposés, et ils sont pour ainsi dire les témoins de l'aberration de leur propre intelligence. Plusieurs malades cités par Herpin décrivaient, ainsi qu'il suit, leurs sensations au moment du vertige. L'un d'eux disait : « C'est un état des plus pénibles, il me semble qu'une partie de mon intelligence assiste à l'égarement de l'autre. » Un prêtre disait : Si j'entends une conversation, elle me suscite deux idées qui se combattent ; je perds la tête et non pas la connaissance. J'entends, je comprends, mais mon esprit est ailleurs. Un autre avait pendant son vertige une idée toujours la même et que dans l'état normal il lui était impossible de se rappeler.

Mais outre cette forme purement psychique, il y a le plus souvent des sensations fausses dans la sphère de la sensibilité générale ou spéciale. Dans le premier cas, le malade pâlit tout à coup, ses yeux roulent dans leurs orbites, il voit les objets tourner autour de lui et lui-même semble parfois entraîné dans leur mouvement de rotation. C'est de cette sensation que vient le nom de vertige. D'autres fois le patient se croit précipité dans le vide, dans l'infini, et l'on comprend facilement dans quelle angoisse se trouve alors le malheureux épileptique. On le voit étendre les bras cherchant autour de lui un appui ; quelquefois il tombe, le plus souvent, il titube, il trébuche et parfois il a le temps de s'asseoir et parvient ainsi à éviter une chute.

Dans le second cas, c'est-à-dire dans les aberrations de la sensibilité spéciale, on remarque surtout des troubles de la vue (étincelles, brouillards...) et de l'ouïe. (Bourdonnements, sifflements...) Il peut arriver que, pendant le vertige lui-même, le malade continue de se livrer au travail dont il s'occupait avant la crise. Tantôt il continue en faisant des actes déraisonnables, tantôt il s'acquitte de sa tâche avec toute l'habileté nécessaire et on ne pourrait supposer, à première vue, que l'intelligence soit absente et que son corps n'agisse que comme un automate.

Trousseau (1) cite plusieurs cas de vertige pendant lesquels le malade achevait ce qu'il avait commencé, ou, au contraire, accomplissait certains actes en désaccord complet avec son occupation. Nous ne citerons que les plus curieux.

Un ecclésiastique, au moment où il remplissait les fonctions de diacre et encensait l'évêque officiant, fut pris d'un accès d'épilepsie et continua d'encenser, tout en tournant la tête d'une façon bizarre, tout en grimaçant de telle sorte que l'accident n'échappa à personne.

Le président d'un tribunal au milieu d'une audience, se lève, en marmottant entre ses dents quelques mots inintelligibles ; il passe dans la salle du conseil, puis rentre en séance quelques secondes après sans savoir ce qu'il vient de faire, si bien que ses collègues lui ayant demandé où il était allé, il ne comprend pas ce qu'ils veulent lui dire et n'a nul souvenir de s'être absenté. A quelque temps de là, la même chose lui étant arrivée, l'huissier fut chargé de le suivre : il le vit pisser dans la chambre du conseil, puis reboutonner sa culotte et rentrer dans la salle des séances ne se doutant pas plus que la première fois de son incongruité.

Un jeune homme de bonne famille est passionné pour la musique, à ce point que, pour ne perdre aucune occasion de faire sa partie dans un concert, il va jouer dans les orchestres de théâtre. Ce jeune homme est affecté de vertiges épileptiques. Quelquefois ses accès se déclarent pendant qu'il joue du violon, au milieu du morceau qu'il exécute. Cependant, il continue de jouer, et, chose remarquable, quoique restant absolument étranger à ce qui l'entoure, quoiqu'il ne voie et n'entende plus ceux qu'il accompagne, il suit la mesure. On dirait que, bien que sa conscience fasse défaut, sa volonté reste assez puissante pour diriger les mouve-

(1) Trousseau, loc. cit.

ments pendant un temps donné, très-court, il est vrai. On dirait que ses mouvements sont guidés par le souvenir, le malade exécutant, sans se tromper, la ligne de musique qu'il vient de lire au moment où son esprit s'est troublé.

Dans certains cas, le malade qui avait pu abandonner son ouvrage le reprend aussitôt après la crise, comme si rien ne s'était passé. Il peut perdre le souvenir du vertige lui-même ainsi que des actes qui l'avaient immédiatement précédé.

Jackson rapporte un très-bel exemple de cet oubli dans la *Revue scientifique*, de 1876.

« Un malade vient me consulter. Au moment où il prend congé de moi, il pâlit tout à coup. Ses traits se décomposent, sa marche devient incertaine, cependant il ne chancelle pas. Au bout d'un instant il se remet, mais il a oublié qu'il m'a payé un instant avant cette attaque. Un autre jour, il revient me consulter, et, après avoir répondu fort pertinemment à mes questions, il reste tout à coup muet, j'attends un peu, puis je le regarde et je vois qu'il rit comme si quelque chose l'amusait. Un instant après, assis tranquillement près d'une table, il saisit une liasse d'ordonnances, la déchire et la met dans sa bouche. Je la lui prends, mais il ramasse un autre morceau de papier tombé à terre, et se met à le mâcher. Au bout d'une minute environ, il revient à lui et crache dans le feu une boulette de papier mâché. »

Ce fait du rire se rapporte probablement à une hallucination. Dans certains cas, il peut se rapporter à un mouvement sans doute convulsif, comme dans le cas cité par Trousseau : « J'ai été appelé à donner mon avis pour un jeune garçon épileptique qui venait du Berry pour me consulter à Paris. Dans le court espace de temps qu'il resta dans mon cabinet, il fut pris de vertiges caractérisés par des éclats de rire saccadés ; l'accès dura à peine quelques secondes et le malade, reprenant sa connaissance, parut très-étonné quand je lui demandai pourquoi il avait ri ainsi ; il n'avait aucune conscience de ce qu'il venait de faire. »

Le même fait s'est produit récemment chez une des malades que nous avons observées, et dont l'histoire a été rapportée plus haut (voyez obs. II).

L'enfant, désirant s'occuper, demanda à sa mère de lui désigner de l'ouvrage. Cette dernière lui donna un ustensile du ménage à essuyer. L'enfant le prit, le regarda fixement, puis partit d'un grand éclat de rire d'un caractère particulier, nous a rapporté la mère. Interrogée avec soin sur les causes de sa gaieté, l'enfant répondit qu'elle n'avait jamais ri. Nous lui avons posé la même question et la même réponse nous fut faite. Il est évident que l'enfant avait été atteinte d'un vertige dont elle avait perdu complètement le souvenir.

CHAPITRE III.

DU DÉLIRE REMPLAÇANT LES ATTAQUES.

Il existe encore une troisième forme sous laquelle peut se montrer l'épilepsie, forme que l'on pourrait nommer intellectuelle, et qu'il ne faut pas confondre avec le délire qui peut se produire pendant les attaques, et dont nous avons parlé à propos du haut mal.

Cette manifestation nouvelle du mal comitial est exclusiment constituée par l'apparition de troubles de l'intelligence.

Cet aspect particulier que peut revêtir l'attaque, et sur lequel on ne saurait trop attirer l'attention, était demeuré longtemps méconnu.

C'est à Morel que revient l'honneur de l'avoir signalé le premier ; il le décrivit sous le nom d'épilepsie larvée. Voici comment, d'une façon générale, les faits se présentent à l'observateur. L'épileptique a ressenti les prodromes ordinaires de l'attaque : il prévient son entourage de ce qui va lui arriver, puis, subitement, il se met à délirer. Dans certains cas, les prodromes font défaut et la crise éclate comme un accès de manie simple. Delasiauve s'exprime ainsi en parlant de ce genre de crises : « Les malades, pour la plupart, ont le sentiment aboli pendant la crise. D'autres ne paraissent effectivement présenter qu'une obtusion intellectuelle plus ou moins considérable. Les sens sont fort altérés, bien qu'à des degrés différents. C'est ainsi que l'ouïe est moins obscurcie que la vue elle-même, l'épiletique comprend mal ; il est impuissant à exprimer sa pensée. Ses réponses manquent de lien ; sa parole est vague, bégayante, embarrassée ; ses idées incohérentes comme dans le délire ou dans le rêve. » Nous avons vu que les prodromes pouvaient se montrer ou faire défaut; dans ces deux cas, l'attaque est remplacée par une période délirante. La seule donnée qui puisse permettre dans ces circonstances de rattacher à l'épilepsie le développement du délire, est l'époque de son apparition qui coïncide avec celle de la crise habituelle ; il faut également tenir compte de l'instantanéité dans le développement du délire qui est, ainsi que nous l'avons dit plus haut, caractéristique de l'épilepsie. Dans certains cas, on a pu voir s'établir une alternance évidente entre les crises épileptiques et les idées délirantes, ces dernières ont même pu suivre, pendant la suppression des crises, une marche non interrompue. Le travail de M. Cavalier (1) en contient un exemple typique. Nous allons le rapporter.

Obs. XII (Cavalier).—Le Dr Schuymans nous rapporte l'histoire curieuse d'une épileptique. Il s'agit d'une fille de 30 ans, dont les

____

(1) Cavalier, *loc. cit.*

accès étaient d'une remarquable intensité. Cette épileptique fut
atteinte d'un choléra qui l'affaiblit beaucoup mais qui se termina
cependant par la guérison. A peine rétablie, elle s'agita, montra
beaucoup de mobilité, accusa qu'elle sentait remuer quelque chose
de vivant dans son ventre, et, se pénétrant de plus en plus de cette
idée, finit par prétendre qu'elle était enceinte ; la moindre contra-
diction à ce sujet produisait un accès de fureur tel qu'il fallait
l'assujettir sur un fauteuil. On tenta plusieurs épreuves pour la
tirer d'erreur, on simula même un accouchement, et l'on eut alors
l'occasion d'observer une excitation assez vive du côté des organes
de la génération. Tout fut inutile, elle resta dans son erreur. Le
sommeil l'avait quittée, l'agitation n'avait pas de trève. On opposa
l'emploi de l'opium à haute dose ainsi que du camphre et du nitre
et l'on put ainsi obtenir graduellement un peu de repos ; mais
l'idée fixe restait toujours, elle n'a disparu que par le retour des
accès d'épilepsie qui, pendant cette aliénation mentale passagère
n'avaient pas reparu et étaient ainsi la cause de ce délire.

Cette observation, excessivement curieuse, prouve bien
l'alternance de ces deux ordres de faits : attaque délirante et
accès d'épilepsie. De plus elle nous montre que, pendant tout
l'intervalle qui s'est écoulé entre la disparition et la réap-
parition des crises, l'état mental a été mauvais, et que la
malade a été sans interruption en proie à sa crise de mono-
manie.

Cependant, les accès maniaques peuvent être passagers,
et l'on voit alors le malheureux qui y est en proie se livrer
à des actes de violence inexplicable. Tel était le cas d'un
malade observé par Barrows et dont parle Morel.

Obs. XIII (Morel d'après Barrows): — Un malade soumis à des
accès d'épilepsie, n'avait présenté aucun trouble apparent dans les
facultés. Il était sobre par tempérament et d'un caractère plein de
douceur. Tout ce que le monde avait remarqué en lui était une tendance plus grande à la dévotion. Un jour qu'il était tranquillement occupé à lire la Bible, il reçut la visite d'une femme du voi-
sinage et avant de savoir le sujet qui l'amenait, il se lève comme

transporté d'une colère soudaine, se saisit d'un couteau et se précipite sur cette malheureuse. L'épouse de ce furieux et sa fille étant accourues au secours de la victime, il cherche à les égorger, et si d'autres personnes n'étaient intervenues, il réalisait ses tentatives de trancher la tête à ces infortunées. Un accès de manie suivit cet acte de folie homicide, le malade guérit, mais il ne conserva pas la mémoire de ces faits déplorables. Neuf ans se sont écoulés sans que l'épilepsie ait reparu.

Cette observation nous paraît concluante en ce sens que l'on y voit un accès de manie succéder à la fureur comme il aurait succédé à une attaque convulsive, et le malade ne conserve pas plus le souvenir de sa tentative de meurtre que celui du délire qui le suivit.

Certains auteurs ont objecté que, dans ces cas de délire remplaçant l'attaque, les observateurs s'étaient abusés et qu'ils avaient décrit comme tel un délire consécutif à une absence ou à un vertige. Une semblable opinion est soutenable, car il est très-difficile d'affirmer et surtout de prouver qu'une absence ou un vertige n'a pas précédé l'explosion du délire. Mais, un des phénomènes qui plaident le plus en faveur de la substitution du délire à la crise elle-même, est précisément l'alternance que l'on peut remarquer entre ces deux sortes de phénomènes. Il est inutile, selon nous, d'entrer dans de plus longues considérations à ce sujet. Qu'il nous suffise de mettre en regard les deux opinions. Il n'est pas de notre compétence de trancher la difficulté.

Certains écrivains ont signalé aussi un délire survenant entre les attaques et indépendamment de celles-ci. Il ne nous a pas été donné de pouvoir observer aucun cas de ce genre. Nous nous bornerons donc à signaler le fait.

TROISIÈME PARTIE

Des phénomènes nerveux consécutifs à la crise.

Ce serait une erreur profonde de croire que l'attaque d'épilepsie est désormais terminée lorsque le malade semble reprendre connaissance et revenir à son état normal. Dans la grande majorité des cas, il n'en est pas ainsi, et les phénomènes dont on vient d'être le témoin ne constituent pas la totalité de l'attaque. Une nouvelle période commence, caractérisée par l'altération des fonctions intellectuelles, consequence de la crise qui vient de se produire. Cette phase particulière de l'épilepsie avait frappé les anciens, et Hippocrate lui-même, qui n'a laissé dans ses écrits qu'une simple mention des phénomènes précurseurs de l'attaque, décrit au contraire avec soin les modifications que cette dernière a pu apporter dans l'organisme en général, et dans le système nerveux en particulier; il est juste de remarquer que les perturbations consécutives à l'attaque sont, en général, d'une intensité plus marquée et d'une durée plus grande que les phénomènes prœmonitoires; on comprend que à la suite d'une crise qui l'a affreusement éprouvée, l'intelligence soit plus ébranlée qu'elle ne pouvait l'être par le seul fait de l'approche d'un accès.

Les phénomènes consécutifs à la crise épileptique ne se présentent pas toujours avec le même degré d'acuité, et leur intensité peut varier de l'étourdissement momentané à la stupeur complète, de la simple excitation cérébrale à l'état maniaque ou au délire furieux.

Nous observons ces phénomènes comme conséquence de la maladie, que l'attaque ait atteint son extrême degré d'intensité, que les crises se soient multipliées, ou que les phé-. nomènes se soient bornés à l'expression la plus bénigne de l'affection, c'est-à-dire à l'absence ou au vertige. Nous ne voulons pas dire, en nous exprimant ainsi, que les manifes- tations soient identiques pour toutes les formes du mal, ni même qu'elles soient proportionnelles à l'intensité de la crise; une pareille assertion ne serait rien moins qu'exacte ; mais nous affirmons que jamais attaque d'épilepsie ne se termine sans qu'il ne reste une obtusion tout au moins momentanée des fonctions cérébrales, trouble passager qui pourra pré- céder l'explosion des manifestations délirantes.

Ces phénomènes de retour peuvent affecter deux aspects diamétralement opposés l'un à l'autre. Nous en formerons deux groupes.

Le premier est constituée par les signes indiquant que la secousse violente éprouvée par l'intelligence a affaibli, dé- primé cette faculté.

Le second pourrait être comparé à l'état de réaction du système nerveux succédant à l'affaissement momentané provoqué par la crise, et se fait remarquer par le haut degré d'excitation de toutes les fonctions intellectuelles.

Nous étudierons donc :

1º Les phénomènes de dépression constitués par :
    a) L'étourdissement.
    b) L'hébétude.
    c) La stupeur.
2º Les phénomènes d'excitation renfermant :
    a) L'excitation cérébrale simple.
    b) Le délire.

CHAPITRE I.

DES PHÉNOMÈNES DE DÉPRESSION.

C'est dans cette période que l'on peut dire avec raison du système nerveux qu'il est semblable à un condensateur électrique. Lorsque la décharge s'est opérée, l'appareil reste neutre, c'est-à-dire se trouve dans l'impossibilité de produire aucun effet. Il en est de même pour le système cérébral ; il semble que la violence de la crise ait annihilé toute la force de résistance de cet organe qui tombe lui-même, en entravant l'organisme avec lui, dans un état d'affaissement plus ou moins complet.

A. *Etourdissement.*

La manifestation la plus simple de la dépression du système nerveux est constituée par l'étourdissement. Chez un grand nombre d'épileptiques, la fin de la crise, surtout si elle s'est bornée à un vertige ou à une crise légère de haut mal, est suivie pendant quelque temps d'une sensation vague de trouble à la suite de laquelle ils reprennent paisiblement leurs occupations. Cette période, dont la durée et l'intensité ne sont pas en rapport avec la longueur de la crise, peut se montrer après les attaques les plus fortes comme après l'absence la plus courte, mais ce fait ne s'observe habituellement que dans l'épilepsie de date récente. Si faible que soit cette manifestation, elle prouve la violente secousse qui vient d'affecter le système nerveux contre laquelle le malade a réagi avec une vigueur variable. Au moment où le patient ressent cette sensation vague indéfinissable dans la tête, il éprouve en même temps quelques bourdonnements d'oreille, ou l'ouïe est tout au moins plus émoussée, ainsi qu'un obcurcissement variable de la vue. La durée de l'étourdissement est variable; elle dure de quelques minutes à quelques heures, quelquefois une journée entière. C'est là, on le voit la manifestation la plus simple du trouble de l'encéphale ; elle diffère très-peu de l'état normal et constitue pour ainsi dire le squelette des autres formes dépressives.

B. *Hébétude.*

Ce phénomène forme le second terme de la série des manifestations dépressives, suites du mal comitial. La crise terminée, le malade reste quelques instants étendu à l'endroit même de sa chute en promenant autour de lui des regards étonnés. On le voit bientôt se soulever avec beaucoup de peine et de lenteur; son aspect rappelle alors de tous points celui d'un dormeur que l'on vient de réveiller brusquement. Ses idées semblent l'avoir abandonné, son visage est sans expression, ses yeux errant vaguement montrent bien qu'il n'y a plus la moindre lueur d'intelligence dans tout son être, et que le côté matériel et pour ainsi dire bestial est le seul qui persiste. L'esprit est absent, la matière reste. On peut encore obtenir quelques mots du malade en l'interrogeant vivement et brusquement. Les réponses seront ordinairement lentes à se produire et proférées d'une voix traînante et monotone, et souvent par monosyllabes. L'intelligence revenant par degrés, le malade paraît très-étonné de se trouver où il est; il semble avoir oublié sa propre existence. Cet état transitoire ne dure que peu de temps, quelques minutes, quelques heures, quelquefois une journée entière. Puis le malade se réveille; il a souvent alors perdu la conscience de ce qui s'est passé depuis le commencement de l'attaque dont

il ne garde même pas le souvenir. Il lui reste un peu
de céphalalgie, une lassitude très-grande, un peu d'étourdissement. C'est souvent à ces seuls phénomènes que le
malheureux reconnaît la crise dont il vient d'être atteint,
et qui, s'il n'a pas eu de morsure de la langue ou d'évacuations involontaires, aurait pu passer inaperçue pour lui.
Dans cette période d'hébétude, on voit quelquefois les malades accomplir une série de mouvements dont ils n'ont
nullement conscience ; on les voit continuer l'ouvrage qu'ils
avaient entrepris avant la crise : se lever, se mettre à marcher dans tous les sens. Beaucoup d'entre eux éprouvent
aussi des mouvements de carphologie, en vertu desquels ils
froissent, déchirent leurs vêtements ou ceux de leurs voisins, ou se contentent de les boutonner pour les débou-
tonner ensuite.

Nous ne saurions passer sous silence un fait assez singulier qui peut s'observer chez certains malades auxquels
Morel a donné le nom de dégnérés. On trouve quelquefois
chez ces individus un état spécial qui ressemble beaucoup
au vertige épileptique et qui est caractérisé par une période
particulière de trouble mental pendant laquelle le malade
qui y est en proie peut accomplir une infinité d'actes dont il
n'a nullement conscience et qui pourraient, à un moment
donné, revêtir un caractère de violence subite. Nous avons
été témoin tout récemment d'un cas de ce genre chez un dé-
généré soigné dans le service de M. le Dr Magnan. On
pouvait, chez ce malade, rattacher le développement des
accidents à quelques légers accès de boisson. Chez tout
autre individu sain, l'influence de l'alcool se serait fait
sentir par quelques troubles moteurs de l'ivresse ; chez ce
malade, au contraire, les excès devenaient la source de
troubles psychiques pendant lesquels il s'égarait, se retrou-
vait au loin sans pouvoir s'expliquer comment il y était
parvenu, distribuait ou dépensait follement l'argent dont

il était porteur, etc. Ces sortes d'aventures ont été pour lui la source de plusieurs démêlés avec la justice, qui l'avait maintes fois retenu sous la prévention de vagabondage.

C. *Stupeur.*

La stupeur complète se montre rarement après une seule attaque, si ce n'est chez les malades dont la force de résistance est épuisée par une épilepsie dont l'origine remonte à plusieurs années, ou dont les attaques, se reproduisant fréquemment, ont fortement ébranlé le système nerveux. Ce n'est ordinairement qu'à la suite d'une série de crises convulsives intenses que se montre la stupeur qui avait déjà pu apparaître dans l'intervalle des crises si le malade était en état de mal. Il arrive alors que tout le système nerveux a été mis en jeu d'une façon immodérée, que sa résistance a été vaincue, toute sa force épuisée ; le malade tombe dans un état d'affaissement moral extrême, il est réduit à l'état de masse inerte, sans pensée, sans volonté, sans regard , en un mot, privé, si l'on peut s'exprimer ainsi, de sa vie intellectuelle.

A cette période, les phénomènes de la vie de relation ont complètement disparu ; seuls, les phénomènes de la vie végétative indiquent l'existence de ce corps. On voit les malades, demeurant dans la situation où on les a placés, inertes, refusant la nourriture, ou tout au moins ne faisant pas le moindre mouvement pour s'en approcher, ayant perdu toute retenue et toute trace de bienséance, accomplissant, à l'endroit même où ils se trouvent, leurs besoins naturels, semblables en un mot à de très-jeunes enfants.

Certains auteurs ont prétendu que, dans l'état de stupeur même la plus profonde, l'idéation n'était pas totalement abolie. Quoique toute manifestation extérieure active fasse défaut, les malades pourraient former des conceptions delirantes ou être en proie à des hallucinations. Et, de fait, si l'on examine attentivement l'expression de figure de l'épileptique stupide, on voit de temps à autre se produire certaines variations dans l'expression, dans les yeux, qui indiquent bien qu'il se passe chez le malade, certains faits spéciaux dont son attitude peut rendre compte jusqu'à un certain point.

L'état de stupeur peut varier de durée ; il peut embrasser un espace de temps qui varie entre quelques minutes, quelques heures ou même quelques jours. Cette dernière limite n'est guère atteinte que dans les cas de violence extrême de la maladie. La durée moyenne est de quelques heures à une journée.

CHAPITRE II.

DES PHÉNOMÈNES D'EXCITATION.

Il est rare que l'on voie se montrer les phénomenes d'excitation sitôt après la fin de la crise. Leur apparition n'affecte pas communément un début aussi brusque, et on peut observer auparavant une période intermédiaire plus ou moins longue qui, selon M. J. Falret, pourrait atteindre plusieurs heures et même plusieurs jours. C'est dans ces derniers cas, selon nous, que l'on a cru observer des manifestations délirantes indépendantes de toute attaque épileptique. Cette phase intermédiaire peut affecter dans certaines circonstances un caractère dépressif, et, lorsque cette période franchie, le malade semble revenir à lui, on voit apparaître tout à coup une nouvelle série de phénoménes d'un ordre tout à fait opposé, c'est-à-dire qu'à la dépression succède l'excitation. Le degré n'est pas toujours le même, et il existe à cet égard les mêmes variétés que celles qui se produisent dans les autres genres de phénomènes psychiques accompagnant le mal herculéen. Il semble que l'équilibre intellectuel, rompu par l'épilepsie, ne sache pas se rétablir et que l'encéphale, ayant été trop déprimé, tombe dans un excès contraire et devienne trop excité. Les diverses formes d'excitation cérébrale que nous allons passer en revue vont nous montrer tous les échelons que cette dernière peut parcourir avant d'arriver à ce summum, c'est-à-dire au délire furieux.

A. *Excitation cérébrale.* — Manifestation la plus simple comme la plus bénigne de la période que nous étudions, l'excitation cérébrale peut s'observer assez souvent. Il semble alors que l'épileptique, dont l'intelligence trop fréquemment ébranlée par les attaques, semblait sur le point de succomber, retrouve sous l'influence de cette excitation factice son ancienne vivacité. Le malade parle avec facilité, les idées s'offrent en foule, il se plaît à montrer le réveil de son esprit, il chante et éprouve un sentiment de satisfaction qu'il ne cherche pas à cacher. Il est heureux de voir sa crise terminée. Souvent,même elle l'a soulagé en mettant un terme au malaise qu'il éprouvait auparavant; sa gaieté est extrême, son caractère est devenu doux et sociable. Mais, hélas ! la modification n'est que passagère, et bientôt il ne reste plus rien de cette manifestation qui pouvait faire espérer une heureuse modification du caractère.

De même que la modification avait pu se faire en bien, de même elle peut se faire en mal, et ce nouvel appoint ajouté à l'état déjà si mauvais du caractère rend les malades insupportables à ceux qui les entourent.

B. *Délire.* — Diverses opinions ont été émises sur les

causes qui pouvaient amener la production du délire chez l'épileptique. « Je ne puis déterminer, dit Esquirol, si la manie chez les épileptiques a quelque rapport avec la fréquence des accès ou des vertiges ; elle éclate chez des épileptiques déjà en démence, et même chez des sujets qui jouissent habituellement de leur raison. » Delasiauve dit : « que les symptômes maniaques ont d'autant plus de chance de se produire que les excès épileptiques sont plus rapprochés, plus multipliés, plus intenses, et qu'ils reconnaissent une origine plus ancienne. »

Morel avait écrit : « J'ai remarqué que les accès épileptiques étaient compliqués d'une exaltation d'autant plus grande que les accès étaient plus éloignés, et que l'individu jouissait, dans les intervalles, d'une raison plus parfaite. »

M. J. Falret résume les deux opinions en apparence contradictoires, en disant : « Le délire se produit surtout à la suite d'attaques épileptiques, répétées à intervalles rapprochés après une longue suspension de la maladie. »

Dans le premier cas, il semble que le système cérébral, à la suite de cette série d'épreuves dépressives, développe une force de réaction trop grande qui dépasse le but et constitue le délire. Dans le second cas, l'influx nerveux s'est accumulé en plus grande quantité, s'est condensé comme l'électricité et par conséquent la secousse, lors de l'attaque, est plus violente. Certaines personnes semblent avoir aussi une prédisposition naturelle aux attaques délirantes. Tel n'aura, après plusieurs attaques, qu'un peu d'hébétude, alors que son voisin, à l'occasion d'une crise de moyenne intensité, sera plongé dans le délire complet. Certaines dispositions spéciales semblent aussi avoir une influence spéciale sur la production de la manie. Les saisons, les époques des règles, les excès, paraissent favoriser son éclosion. Mais une cause incontestable est la production d'un état maniaque antérieur.

Cossy écrit à ce sujet : « J'ignore s'il existe des exemples d'épileptiques n'ayant eu en leur vie qu'une seule atteinte de délire, qui, une fois guérie, n'aurait plus reparu. En tous cas il est certain que chez la très-grande majorité des sujets, à une première atteinte en succèdent d'autres à intervalles plus ou moins rapprochés, de telle sorte que l'affection qui nous occupe, prise dans son ensemble, offre alors les allures d'une affection irrégulièrement intermittente. »

Dans la manifestation la plus simple du délire, les malades demeurent tranquilles, la figure colorée ; ils répondent mal ou pas du tout aux questions qu'on leur adresse et qu'ils paraissent cependant comprendre. Par instants, ils se plaignent de torts imaginaires. Ils peuvent continuer l'ouvrage que leur crise était venu interrompre. D'autres se mettent à chanter ; quelquefois, et ce point est assez remarquable, le malade cherche à se déshabiller, et si on ne vient assez à temps pour l'en empêcher, il ne tarde pas à se dépouiller de tout vêtement. Il a souvent l'air de chercher autour de lui, dans les poches de ses habits qu'il retourne, et jette ainsi ce qui lui appartient.

M. le Dr Magnan a signalé une forme particulière de délire chez les épileptiques qui se livrent à la boisson. On peut rencontrer chez les malades tantôt un délire qui sera le même pour les deux affections, la distinction sera alors difficile à faire et on ne saurait rattacher à aucun de ces deux états les symptômes dont on est le témoin ; tantôt, au contraire, le délire sera différent et présentera des alternatives de tristesse et de gaieté, de contentement et d'idées de persécution, etc. Mais il est un point excessivement curieux : c'est que, après avoir offert le spectacle d'un délire aussi varié, le malade oubliera tout ce qui dépendait de l'épilepsie, tandis qu'il donnera, sur son délire alcoolique, tous les renseignements possibles.

Nous avons été témoins de quelques cas de délire, dont allons rapporter rapidement les observations.

OBS. XIV. — (personnelle). Mlle F... (Virginie), cartonnière âgée de 40 ans, est atteinte d'épilepsie depuis l'âge de 21 ans. La maladie a pris naissance à l'occasion d'une peur motivée par des brutalités exercées par son beau-père contre sa mère. Le début avait coïncidé avec une époque menstruelle, et depuis lors les attaques ont reparu périodiquement aux moments des règles. Mlle F... présente des attaques incomplètes ; la périque clonique ne s'est jamais montrée. Elle tombe, affirme-t-elle, toujours sur le côté gauche et, de fait, le côté désigné porte des marques irrécusables du fait, tandis que le droit est indemne. De plus elle se mord toujours la langue à gauche. Après chaque attaque, on remarque un moment de stupeur assez court, puis Mlle F... balbutie quelques mots incohérents et chante un air qui se représente toujours le même. Cet état de délire dure environ dix minutes après lesquelles la malade reprend connaissance sans conserver le moindre souvenir de ce qui vient de se passer.

OBS. XV (personnelle). — Mme F... est âgée de 39 ans. La première crise a fait brusquement apparition alors que Mme F... qui était alors placée comme cuisinière, préparait le dîner de ses maîtres. Cette première crise fut suivie d'un accès de délire pendant lequel cette personne brandissait un couteau qu'elle avait à la main lors de son attaque.

Plusieurs personnes eurent alors la malheureuse idée de lui conseiller le mariage « comme moyen de traitement, » dit-elle. Six mois après en effet elle se mariait. Mais le remède ne répondit point aux espérances de la malade. Son action fut complètement opposée à celle que l'on attendait, et bientôt les attaques, qui ne s'étaient montrées que deux fois dans l'espace de six mois, se rapprochèrent énormément et la malade compta 5 ou 6 crises par semaine.

Depuis que Mme F... s'est soumise au traitement par le bromure de potassium, qui eût dû être conseillé en premier lieu, la durée de l'attaque a diminué de beaucoup, et la période clonique ne dure plus que trois ou quatre secondes. Pendant le quart d'heure qui suit la crise, Mme F... est en proie au délire. Elle s'occupe,

reprend son travail, appelle ses parents, puis se déshabille complètement sans même oublier de dénouer ses cheveux. La crise
délirante terminée, Mme F.. ne conserve aucun souvenir de ce
qui s'est passé.

Obs. XVI (personnelle). — Le nommé X..., âgé de 19 ans, est
récemment arrivé à Paris. Ce garçon nous dit que ses amis lui
faisaient observer qu'à certains moments il pâlissait tout à coup ;
quant à lui, il ne s'était jamais aperçu de rien. Un jour il tomba
sans connaissance dans la rue et fut transporté chez un pharmacien
où il ne tarda pas à reprendre ses sens. Un matin, passant devant
l'église Saint-Eustache, l'idée lui vient d'entrer ouïr la messe. A
un certain moment, il s'assied et, probablement en ce moment, il
est saisi d'un vertige. Revenu à lui, il s'aperçoit que son paletot
qui était boutonné ne l'était plus, mais il n'y prend pas garde. Voulant dans la journée solder une dépense, il croit prendre son portefeuille qui renfermait un billet de cent francs, tout ce qu'il possédait, et s'aperçoit que le portefeuille a disparu. Il revient à l'église
s'informer si l'on n'a rien trouvé ; sur la réponse négative qui lui
est faite, il retourne à son logement, fait un paquet de ses effets
qu'il va vendre, et avec l'argent qu'il en reçoit il achète un revolver qu'il fait charger par l'armurier. Il retourne alors à l'église
avec l'intention bien arrêtée de se brûler la cervelle aussitôt après
la fermeture des portes. Il se dissimule dans un coin obscur ; mais
le sacristain qui l'aperçoit s'approche de lui et, voyant X....
tenant un revolver à la main, appelle plusieurs personnes avec
l'aide desquelles il le désarme et le fait arrêter. Pour ce fait, X..
est amené à l'asile Sainte-Anne.

Nous trouvons, comme hérédité chez lui, une sœur morte de convulsions à l'âge de 6 ans.

Certains malades semblent éprouver, pendant cette période, un besoin impérieux, irrésistible de locomotion. Tout
à coup, et sans que rien puisse faire présumer une résolution aussi prompte, ils se lèvent, sortent de chez eux, et se
mettent à courir à toutes jambes. Leurs forces, décuplées
par l'état d'excitation extrême du cerveau, leur permettent
de franchir, sans fatigue apparente, des distances
énormes. Les pauvres épileptiques sont quelquefois très-

étonnés de se retrouver, à leur retour à la raison, bien loin de chez eux ; ils sont égarés sans savoir ni s'ils ont marché, ni quelle route ils ont suivie, et ils ont complètement perdu la mémoire de tous les faits qui ont pu se passer depuis leur attaque.

Nous avons pu examiner un malade atteint de ce genre de délire, et nous allons en rapporter l'observation.

OBS. XVII (personnelle). — S... (Honoré) exerce la profession de garçon coiffeur. Il est âgé aujourd'hui de 31 ans et s'est toujours bien porté jusque il y a trois mois. Depuis cette époque, il est devenu sujet à éprouver quelques vertiges suivis, ainsi que nous le verrons plus loin, plusieurs fois de délire. S... fait, depuis quelque temps surtout, des excès de boisson. Il prend souvent deux verres d'absinthe et de temps à autre un peu d'eau-de-vie. A plusieurs reprises déjà il a été en proie à du délire toxique pendant lequel il apercevait autour de lui différents animaux (chats. rats...), Jamais il n'a éprouvé de tremblement des mains. En peu de temps, S... a eu trois accès de délire consécutif avec vertiges de deux à trois jours de durée chaque fois, et qui se caractérisaient par un besoin irrésistible de mouvement.

Dans le premier de ses accès, il marcha dans Paris et fut tout étonné de se retrouver dans un quartier très-éloigné du sien. La seconde fois, il revint à lui qu'il était à Saint-Germain. Un homme qui passait dans sa voiture le prit avec lui et le ramena dans la ville. Enfin, la dernière fois, il partit de chez lui dans la journée, vagabonda toute la nuit, et le lendemain, lorsque la connaissance lui revint, il était à Versailles. Comme il avait un peu d'argent sur lui, il prit le tramway pour revenir, et rentra chez lui. Il a perdu complètement la mémoire de ses actes pendant les quarante-huit heures que dura son délire. En quittant sa maison il s'écriait qu'elle était en feu.

S... est marié. Deux enfants qu'il eut sont morts, l'un dès sa naissance, l'autre succomba peu de temps après, enlevé par les convulsions.

On rapporte encore différents cas de délire constitué par un état très-marqué d'érotomanie. Ces exemples sont très-rares. Dans un cas de ce genre rapporté par Cossy, le malade était très-excité, les propos étaient orduriers et grossiers, les gestes d'un sans-gêne et d'un cynisme révoltants, le système génital était dans un état d'orgasme très-marqué. Cependant il ne se produisit pas de pollutions, et les phénomènes paraissaient être d'origine purement mécanique.

Mais le délire ne consiste pas toujours dans des manifestations d'une aussi grande simplicité que celles dont nous venons de parler. A ces phénomènes d'ordre purement psychique, viennent se joindre des troubles sensoriaux dont nous avons parlé avec détails à l'occasion des phénomènes précurseurs de l'attaque : nous voulons parler des hallucinations. Elles revêtent, dans la période consécutive à l'attaque, un caractère d'intensité qu'elles n'avaient pas dans les prodromes, et leur présence motive les impulsions auxquelles sont soumis les malheureux épileptiques. De même que dans la période prodromique, les hallucinations affectent surtout la forme triste ou effrayante ; le sens de la vue est le plus souvent affecté ainsi que l'ouïe.

Nous ne devons pas passer sous silence deux formes tres-rares du délire : ce sont le délire de satisfaction, le délire mystique. Nous avons été assez heureux pour observer ces deux manifestations différentes et peu communes du délire, et nous rapporterons les détails que nous avons pu nous procurer sur ces différents malades.

Obs. XVIII. *Délire mystique* (M. le D\u02b3 Magnan). — Le nommé M... (Georges-Jean-Joseph), âgé de 37 ans, tapissier, entre pour la première fois à l'asile Sainte-Anne, le 22 décembre 1876. Cet homme est sujet à éprouver des attaques convulsives, avec perte de connaissance et suivies de délire à deux reprises différentes. Ces manifestations délirantes s'étaient prolongées pendant deux ou trois jours, pendant lesquels il se croyait le fils de Dieu, il voyait la Vierge, la création, etc... L'accès terminé, il ne gardait aucun souvenir de son délire. Depuis quatre ou cinq mois, ce homme était très-tourmenté, sa femme étant devenue enceinte en son absence. Au moment de son entrée à l'asile, M... était atteint de délire dont le début remontait à un mois. Il était en état d'excitation maniaque, violent, vociférait, proférait des menaces de mort. De temps à autre apparaissaient quelques idées ambitieuses, auxquelles venaient se joindre des idées de persécution.

Cet homme guéri de son accès de délire fut rendu à la liberté le 3 janvier 1877. Depuis sa sortie, il avait habité pendant six mois le bois de Boulogne. Tous les mois il avait vingt-quatre ou quarante-huit heures de délire amené sans doute par des vertiges, et de cette époque jusqu'au 13 décembre 1877, il n'eut qu'une seule attaque convulsive.

Le 13 décembre, M... se rend chez ses parents. Il leur annonce qu'il est le fils de Dieu, qu'il va ressusciter son frère. Ce délire était entrecoupé de moments lucides. Il reconnaissait les personnes qui l'entouraient. Il fut arrêté un peu après cette visite au moment où, ayant forcé sa femme à se mettre à ses genoux au milieu de la rue, il criait à haute voix: «Il faut que tu me demandes pardon.» Il est amené à l'asile Sainte-Anne dans la journée du 15 décembre. M... se présente dans le même état que lors de sa première entrée. Son délire présente encore la forme mystique. Ses trois enfants personnifient, selon lui, tantôt la Foi, l'Espérance et la Charité, tantôt Liberté, Egalité, Fraternité. Il est fataliste. Il attribue à chaque lettre du mot Dieu une signification spéciale : D, Destinée, I, Idée, E, Engendrement-Eternel, U, Univers-Unité. Ces quatre lettres constituent un être qui est tout. Ainsi que la première fois, ce délire disparaît et M... sort de l'Asile.

Obs. XIX (personnelle).— Marie M... D..., femme X..., est âgée de 31 ans. Nous ne trouvons dans les antécédents de cette malade que des renseignements douteux. Sa mère nie avoir jamais remarqué chez elle d'attaques de nerfs. Cependant elle urinait quelquefois au lit, et ses amies l'avaient surnommée la pisseuse. La première attaque diurne manifeste eut lieu en 1870, lors de la réception d'une lettre de son fiancé lui annonçant qu'il venait d'être blessé. Depuis cette époque jusqu'en 1874, elle a une attaque environ tous les mois (chute, convulsions, perte de connaissance, morsure de la langue). Ces attaques sont suivies pendant dix ou quinze minutes d'un accès de délire pendant lequel elle circule, croit travailler, fait le mouvement de coudre, etc. Marie M... D... se marie en 1874. Les attaques deviennent plus fréquentes et se reproduisent deux ou trois fois par mois. Devenue deux fois enceinte, elle perd ses enfants l'un, en naissant, l'autre après 3 heures d'existence.

Le 14 février 1878, Mme X... éprouve, en treize heures de temps, de sept heures du matin à huit heures du soir, une série de quatorze attaques.

Les crises étaient très-courtes et non accompagnées de délire. A huit heures, son mari la force à se mettre au lit. Rien ne paraissait changé en elle. Sa raison demeurait intacte. La nuit se passe sans sommeil et vers quatre ou cinq heures du matin, Mme X... éveille son mari, lui témoigne tout son plaisir, l'embrasse à plusieurs reprises, en lui disant : «Je suis heureuse. Je suis guérie. J'ai vu Dieu qui m'a promis ma guérison. Je suis sûre d'aller au ciel. » Cette dame n'avait jamais montré d'excès de piété.

18 février. Délire doux. Mme X... chante, siffle et danse. Elle cause en irlandais et, quoique elle parle couramment le français, elle ne veut pas prononcer un mot dans cette dernière langue. Tandis que nous l'examinons, Mme X... est tout à coup en proie à une hallucination de la vue.

Elle semble poursuivre une mouche sur laquelle elle souffle et croit voir sur elle des fils ou des toiles d'araignée qu'elle cherche à enlever.

Le 20. Amélioration. La malade ne se souvient de rien. Elle est encore plongée dans un état de demi-lucidité. Elle parle irlandais croyant s'exprimer en français, et prétend nous avoir vu à Londres le jour de sa première crise.

Le 28. La malade recouvre son entière connaissance. Elle se rappelle avoir eu plusieurs attaques un jour qu'elle ne peut désigner. Elle prétend garder le souvenir de son délire et dit avoir vu dans un coin de la cellule la bannière de la Vierge. Elle se croyait en outre transportée dans les écuries du prince de Galles.

Cette observation nous offre deux points intéressants : d'abord l'apparition tardive de la période délirante qui ne survient que huit heures après la dernière crise épileptique, sans que son apparition ait été précédée de phénomènes dépressifs, puis la longue durée de la période délirante. Il est présumable que si, dans ce cas, une observation attentive avait pu être faite, on aurait constaté une période de lucidité apparente qui a échappé à l'entourage de la malade, et en outre nous trouvons, chose assez rare, un souvenir presque net des phénomènes qui se sont accomplis pendant l'attaque délirante. Parmi les observations que nous avons rapportées plus haut se trouve également un cas de délire mystique où la malade s'écriait : « Je suis la Vierge ! Je suis la Mère de Dieu ! » (Voyez obs. VIII.)

Le délire mystique, quelle que puisse être sa bénignité apparente, peut cependant, dans certains cas, devenir la cause d'une série d'actes et de violences de toutes natures. Les impulsions, jointes aux hallucinations, peuvent déterminer chez le malade la mise à exécution d'actes concordant avec le sens de ses hallucinations. Tel qui se croira Dieu, ou prophète, voudra imposer la loi à tous ceux qui l'entourent, et si ces derniers refusent de se soumettre à sa volonté, il pourra commettre avec eux des violences extrêmes. Tel autre, recevant d'en haut une inspiration ou un ordre, n'hésitera pas à se sacrifier, se mutilera quelquefois d'une façon horrible afin d'obéir à la volonté de Dieu. Tel était le cas de ce malade dont parle Haushatter dans sa thèse inaugurale, qui, entendant la voix de Dieu lui reprochant sa vanité et lui disant de se mutiler, saisit aussitôt un rasoir et se coupe le nez.

Le délire des grandeurs est en général inoffensif. Heureux de sa situation imaginaire qu'il s'est créée, le malade ne songe plus aux sacrifices qu'il doit s'imposer et se contente de la position nouvelle qu'il occupe. Un épileptique, auquel M. le Dr Magnan fut appelé à donner ses soins, avait été atteint sur la route de Vincennes d'une crise assez forte. Après un moment d'hébétude, il se prit pour un roi de France ; il se releva, appela ses laquais, leur ordonnant de faire avancer son carrosse, voulant, disait-il, faire son entrée triomphale à Paris. Un malade dont nous allons rapporter l'observation et qui nous a longtemps entretenu de ses projets ambitieux ne montrait pas la moindre trace d'excitation. Calme et prétentieux, c'est avec dignité qu'il nous raconte les faits que nous allons reproduire.

Obs. XX (personnelle). — P... (Jean) exerce le métier de maçon, âgé de 28 ans, il avait toujours joui d'une bonne santé jusqu'en 1868. A cette époque, il fait une chute d'un échafaudage (la chute fut-elle déterminée par une attaque ??) et tombe sur la tête. La commotion fut très-forte, et il en résulta un accès assez long de délire. C'est à cette époque que remonte le début des attaques. A cette époque, ce n'était que lorsqu'il faisait quelques excès de boisson que P... éprouvait des crises. C'est surtout au vin qu'il s'adonnait. Bientôt, peu à peu, les crises se rapprochaient. Le 23 février il apprend la mort de son père et, depuis cette époque jusqu'au 10 mars, il éprouva 4 ou 5 crises. La dernière éclata à l'Hôtel-Dieu où P... avait été transféré pour une contusion des organes de la génération. A la suite de l'attaque, il fut très-agité, chanta dans les salles, voulut sortir de son lit sur lequel on fut obligé de l'attacher, et c'est garrotté qu'il est conduit à Sainte-Anne dans la soirée du 10 mars. Dans la matinée du 12 où nous l'examinons, P... semble lucide au premier abord. Il parle avec facilité, le regard est brillant et il nous donne des détails circonstanciers sur ce que nous venons de raconter. Au bout d'un instant de conversation, P... s'anime d'avantage, et c'est alors que nous voyons apparaître les idées de grandeur.

Le métier de maçon est trop vil pour lui, dit-il, et il se sent destiné à de plus hautes fonctions ; il veut devenir célèbre. Il a, prétend-il, composé pendant son séjour à l'Hôtel-Dieu une chanson en un nombre infini de couplets et intitulée, dit-il, le Chant de la République. Il en a composé les paroles et la musique, et chacun s'est extasié sur la beauté de son œuvre. Sur notre prière de vouloir bien chanter quelques couplets, ce malade nous répond qu'il a tout oublié pour le moment, mais qu'aussitôt sa sortie de l'asile il se rendra à la préfecture de police, où une personne a déposé le texte de son improvisation. Il va vendre son matériel d'entrepreneur pour se livrer à la littérature. Nous lui demandons

alors à quel genre il compte s'adonner : « Je ferai, nous répond-il, ce que Dieu voudra, mais je préfère les chansons patriotiques. »
Il nous apprend aussi qu'il a changé de religion. Il adore le soleil parce que, dit-il: «J'adore celui qui m'éclaire. » P... prononce ces paroles d'un air inspiré. Il nous récite ensuite avec emphase la prière qu'il a composé au soleil et qu'il adresse matin et soir à cet astre: «O soleil, o Dieu qui nous éclaire, ayez pitié de nous, etc... »
P... est plongé dans un état de délire tranquille consécutif aux manifestations maniaques du premier jour. Il est évacué de l'asile Sainte-Anne sur une maison de convalescence.

Nous ne passerons pas sous silence une autre forme de délire qui se rapproche du délire mystique, et que l'on observe chez les jeunes enfants.

Nous voulons parler d'un état extatique qui tantôt alterne avec la manie, et cette dernière se montre alors de préférence pendant la nuit (1), tantôt existe seul.

Il serait inexact de n'appliquer cette forme spéciale de délire qu'à l'enfance seule. Les adultes peuvent, dans quelques cas, en être aussi atteints. Cette manifestation du délire et très-rare, nous nous bornerons donc à la signaler.

Une malade, dont nous rapporterons l'observation plus loin (voyez obs. XXIV) nous en offrit un jour un bel exemple. A la suite d'une crise assez violente, cette dame se jeta à genoux, les mains jointes et semblant contempler avec amour son enfant mort ; elle répétait par intervalles : « Mon enfant ! Ah ! le pauvre petit ! » A la suite de cet accès extatique, la malade fut renversée de nouveau par quelques convulsions, puis revint à elle presque instantanément. L'hébétude dura à peine quelques secondes.

Mentionnons encore le cas d'un malade en proie à des idées de persécution, qui prétendait être saigné pendant la nuit et disait que certaines personnes lui remplaçaient son sang par du poison.

(1) Delasiauve, Loc. cit., p. 150.

Mais la manie ne se présente pas toujours avec l'ensemble de tous ses signes, son incohérence dans les idées, ses troubles de l'intelligence, ses actes inconscients. Certains malades peuvent ne délirer qu'à un moment donné. Si on vient à les interroger, ils pourront répondre avec justesse aux questions qui leur seront adressées, mais ils ne tarderont pas à retomber dans le cercle de leurs idées délirantes. On se trouve alors en face d'un délire partiel. Un malade cité par Cossy savait où il était, connaissait la date du jour, donnait des détails sur sa maladie, savait reconnaître les personnes qui l'entouraient, puis, l'interrogatoire terminé, il reprenait toujours le fil d'un discours où se répétait sans cesse le mot « balancier ».

C'est dans la forme furieuse du délire que se manifeste tout le côté horrible du mal épileptique. Rien n'est plus affreux que le spectacle offert par un maniaque furieux. Il est réfugié dans un coin de sa cellule, ramassé sur lui-même, l'œil brillant et hagard, lançant autour de lui des regards chargés de menaces, la face congestionnée, souvent couverte de sueur. La parole est rauque, brève, entrecoupée ; par instants, il pousse de véritables hurlements. Torturé par les hallucinations de toute espèce, le malade semble toujours face à face avec un ennemi, reculant pour éviter ses attaques ; le provoquant et l'attaquant à son tour, le malheureux est dans un état d'agitation extrême. Il brise tout ce qui se trouve à portée de ses mains, injurie les personnes qui l'approchent, cherche à les blesser de toutes sortes de façons, crache à la figure de ceux qui l'entourent ; il ne reconnaît plus ses parents, qu'il maltraite aussi bien que le premier venu. C'est à ce moment que les épileptiques sont le plus dangereux. Se faisant une arme de tout, ils ne cherchent qu'à frapper, et malheur à l'infortuné qui se trouve à la merci d'un de ces furieux. C'est alors que s'accomplissent ces

meurtres épouvantables, dans lesquels l'épileptique s'achar-
nant après sa victime, la crible de coups, la mutile de toutes
les façons imaginables. D'autres fois, voyant l'inutilité de
leurs efforts pour atteindre leur victime, ils tournent contre
eux-mêmes toute leur fureur et se font parfois des blessures horribles. L'anesthésie dont ils sont atteints leur
permet d'exercer sur leur propre corps les sévices les plus
grands. Tel fut le cas d'un nommé S..., un sergent du génie
devenu épileptique à la suite d'une frayeur éprouvée à
Lyon en 1831. Des ouvriers insurgés avaient voulu le jeter
dans le Rhône. Les accès étaient suivis d'un délire ordinairement furieux.

Un jour, à la suite d'une crise, S..., laissé seul pendant
quelques instants, en profita pour se faire à l'aide d'un
petit couteau de poche qu'il possédait une incision de 0,05
à 6 centimètres de longueur, un peu au-dessous de l'om-
bilic. L'intestin vint faire hernie à travers les lèvres de la
plaie ; S... l'attira au dehors et, après en avoir déroulé une
longueur de 3 mètres 50, il le sectionna et le déposa près
de lui. Il vécut encore près de seize heures après une semblable mutilation. Une autre malade observée par Morel,
s'ouvrit à l'aide d'un objet pointu (tesson de verre), la veine
jugulaire. La plaie fut immédiatement pansée et la malade
guérit. M. Cavalier dit que la fureur complète et aveugle ne
se montre que chez les épileptiques idiots ; le plus souvent
les autres se contenteraient, selon lui, de se blesser légèrement. Ils se mordent, s'égratignent, se donnent des coups
de poing, ou se heurtent la tête contre les murailles. Cette
assertion nous paraît exagérée, car, en parcourant les différents travaux qui ont été publiés sur l'épilepsie, on rencontre divers exemples d'épileptiques qui ont, ainsi que les
deux malades dont nous venons de parler, attenté à leur
vie et chez lesquels la gravité des blessures montrait
qu'une impulsion autre que le désir de simulation avait

présidé à leur accomplissement. Lorsque, après une attaque, le malade est dans un état d'hébétude, il suffit quelquefois de l'excitation la plus légère pour motiver l'explosion soudaine du délire. Nous rapporterons un cas ds ce genre mentionné par M. Dagonet (1).

« Un malade, cité par M. J. Falret, est pris, pendant trois jours, de plusieurs attaques. Tout à coup, il se lève de son lit, descend dans la cour où il rencontre le fils de son frère âgé de 10 ans et la fille d'un de ses parents âgée de 11 ans, à laquelle il était attaché. Le petit garçon lui demanda s'il ne désirait pas manger. Le malade ne répondit pas, mais le frappa, les enfants s'enfuirent. Il les poursuivit, s'empara de la jeune fille, la renversa, et prenant une hachette qui se trouvait par terre, il lui fractura le crâne en plusieurs endroits. Les voisins accoururent, et après une résistance considérable, ils parvinrent à le dominer. Trois jours après la raison lui revint ; il n'avait conservé aucun souvenir de ce qui s'était passé. »

Les manifestations furieuses de la manie ne se révèlent pas toujours avec un caractère de férocité aussi marqué que dans le fait qui précède, et les malades se bornent à exercer des violences assez graves, il est vrai, mais qui ne mettent cependant pas la vie de la victime en danger.

Obs. XXI (Cavalier). (2)—..... Immédiatement après les vertiges, Cl... tombe dans l'affaiblissement et se livre à quelques mouvements qui paraissent automatiques pendant un quart d'heure ou une demi-heure environ. Ensuite elle semble revenir à elle et il s'établit une tranquillité de courte durée après laquelle il se développe une susceptibilité assez grande qui va croissant à la suite de la plus légère contrariété. Cl... s'irrite, s'emporte, dit des injures, menace, crie et même frappe. Cependant il est assez rare qu'elle donne des coups ; elle a plutôt l'habitude de se précipiter sur les femmes contre lesquelles sa fureur est dirigée, et de chercher à les étrangler en les saisissant à la gorge et en les serrant

(1) Dagonet. Des Impulsions et de la folie impulsive, *Ann. medico-Psych.*, Série V, tome IV.
(2) Cavalier, *loc. cit.*

violemment. Ces sévices sont parfois assez graves. Cette fureur est variable pour l'intensité et pour la durée. On remarque que les jours où elle n'a pas de vertiges (nous avons fait remarquer que ces phénomènes étaient très-fréquents), elle est bien plus portée à la fureur et celle-ci est très-violente.

OBS. XXII (Dr Magnan). — Mme G... (Marie), domestique, âgée de 26 ans, entre pour la première fois à l'asile Sainte-Anne, le 15 février 1877. Cette jeune femme, qui ne présente pas d'antécédents héréditaires, était sujette aux vertiges depuis son enfance. Ses règles, qui se montrèrent à l'âge de 13 ans, n'apportèrent aucune amélioration à son état. Les premières attaques convulsives apparurent à l'âge de 18 ans et revinrent dès lors à intervalles irréguliers. Mariée à 24 ans, elle accoucha l'année suivante, et l'état de sa maladie ne fit que s'aggraver.

Le 1er septembre 1876, elle éprouva plusieurs attaques très-fortes à la suite desquelles se manifesta une période délirante. Elle était très-excitée, frappait son mari et sa sœur, et finalement fut arrêtée dans la rue. On la transféra à la Salpêtrière où elle demeura deux mois en traitement. A sa sortie, elle reprit son ménage et recommença son travail de couture.

Du mois de novembre 1876 au mois de férier 1877, la malade eut quatre crises très-fortes, avec cri initial (hurlement, dit le mari), perte de connaissance, chute, convulsions, cyanose, morsure de la langue, miction involontaire. Chaque attaque était suivie, pendant un quart d'heure ou une demi-heure, d'un état comateux auquel succédait une période d'hébétude durant environ un quart d'heure. La malade ne savait ce qu'elle faisait : Elle ramassait les couvertures, froissait le linge, faisait le geste de coudre. Cet état disparu, elle s'endormait et, à son réveil, avait tout oublié.

Le 1er février 1877, Mme G... éprouva dix attaques en vingt-quatre heures. Entre les attaques elle délirait, avait des halluci nations de l'ouïe, disait à son mari : « Tu sais, ils sont là, ils se cachent. » Elle présentait en outre des alternatives de colère et de tendresse. A son arrivée dans l'asile Sainte-Anne, elle présente des périodes d'excitation violente suivies de périodes de demi-stupeur. Elle saute, crie, frappe son entourage, renverse tout. Elle se montre en outre d'un cynisme révoltant, elle profère les blasphèmes les plus épouvantables, mêlés aux expressions les plus ordurières qui se puissent imaginer ; puis tombe dans son état de dépression. Elle reste étendue à terre, immobile, et nesort de temps à autre de cet état que pour accabler d'injures les personnes qui l'entourent.

Du 7 au 15 février, l'état reste le même. L'apparition des règles n'a amené aucune modification. Bains, purgation, bromure de potassium 6 grammes.

Le 16. Elle commence à répondre aux questions ; mais elle est hargneuse, se plaint de tout le monde et de tout ; prétend qu'elle a été soumise à une infinité de mauvais traitements. « Faites-moi mourir et que cela finisse ! » Telle est la seule réponse aux paroles bienveillantes qu'on lui adresse. Elle ne paraît avoir conservé aucun souvenir des faits qui se sont passés. Elle ne se rappelle pas avoir vu le médecin et témoigne tout son étonnement lorsqu'on lui rappelle ses violences et ses propos grossiers. L'amélioration continue. Cependant elle reste sombre, peu communicative, très-disposée à tout interpréter du mauvais côté.

Nous avons vu que des attaques épileptiques pouvaient se montrer la nuit comme le jour, et que chez certains individus elles sont invariablement nocturnes. On peut se demander si dans le dernier cas elles peuvent être également suivies de délire. Nous croyons pouvoir résoudre la question par l'affirmative et c'est, à notre avis, à des phénomènes délirants de ce genre que doivent être rapportés bien des cas de folie spontanés se développant sans que rien puisse faire soupçonner leur origine. Que l'on admette une personne atteinte d'épilepsie pendant son sommeil. Cette même personne pourra se trouver à son réveil dans un état de lucidité apparente. Qu'à un moment donné vienne à se présenter une excitation quelconque, la manie éclatera subitement et l'on pourra obtenir ainsi un cas de olie spontanée. C'est à un cas de ce genre qu'il faut rapporter, selon nous, les faits suivants rapportés par Mandon.

OBS. XXIII (Mandon). — M. A.... M.., âgé de 42 ans, maire d'une petite ville du Midi, doué d'un esprit distingué, de mœurs aimables, et d'un cœur chaleureux, fut frappé tout à coup d'épilepsie. Les accès, d'abord nocturnes, apparurent bientôt nuit et

jour avec une intensité désespérante et le rendaient un objet
d'effroi pour ses amis et ses administrés. Son médecin, qui lui
était uni par le double lien de la parenté et d'une intimité datant
de l'enfance, après avoir vainement épuisé les ressources de la
thérapeutique, pensa que la distraction d'un voyage pourrait amener les meilleurs résultats. Il pousse le dévouement jusqu'à se
faire son compagnon de route et son guide chez les notabilités
médicales de Toulouse et de Montpellier qu'il désirait consulter.
Pendant son séjour à Cette, M. A.... M.... sort brusquement de
son lit, et le docteur s'aperçoit qu'il fouille dans sa malle. Il s'en-
quiert du motif de la recherche et le voit tenant à la main sa boîte
à rasoirs. « Je cherche un rasoir pour t'ouvrir le ventre, parce que
tu me trahis ! » lui répond ce malheureux, chez lequel le délire a
fait subitement explosion, de manière à nécessiter des moyens
coercitifs qu'il n'était que trop urgent d'employer. Lorsqu'un
semblant de rémission eut permis de continuer le voyage, M. A.
M..., suffoqué de sanglots, demande pardon à son ami de l'atroce
menace à laquelle son cœur n'avait pris aucune part. Mais à
Montpellier le délire reparut avec plus de force. M. A. M....
s'échappe de l'hôtel à demi-nu, désarme un militaire, va souffleter
un charretier et, poursuivi de toutes parts, il se précipite du haut
du parapet de l'esplanade et se fracture une jambe.

La lypémanie s'empare de lui, il n'a plus que de l'aversion pour
ses amis et pour son médecin, dont la présence lui rappelle de pénibles souvenirs ; il néglige sa toilette, cherche à s'étourdir dans
les débauches, et ne tarde pas à succomber aux excès qui se succèdent sans relâche à la suite d'orgies multipliées.

Le sexe ne paraît pas être sans influence sur la production du délire furieux. Les femmes y seraient plus sujettes
que les hommes ; la différence est très-faible, il est vrai,
mais elle n'en existe pas moins. La cause doit en être
attribuée à la prédominance du tempérament nerveux chez
la femme et à l'impression plus profonde que produisent
sur elle les moindres troubles et les moindres émotions.

Quant à la durée, elle varie dans des limites très-grandes
et elle peut être influencée, ainsi que l'intensité même du
délire, par une foule de circonstances. Cossy a cru cependant

pouvoir établir les chiffres suivants comme durée moyenne de la période délirante :

Délire tranq. Moyenne, 3 jours. Extrêmes, 2 et 5 jours.

Délire agité. Moyenne, 6 jours. Extrêmes, 16 h. et 15 jours.

Les cas de plus longue durée, ajoute cet auteur, se trouvaient parmi ceux où l'épilepsie a débuté sans prodromes.

Le délire épileptique présente encore deux caractères qui lui sont spéciaux. Il est moins incohérent que les autres formes délirantes, et on peut observer dans les idées un certain ordre, nous dirions presque une certaine coordination. De plus, la terminaison brusque est, peut-on dire, sa caractéristique. Tel malade que l'on vient d'observer en plein délire pourra se trouver, une heure plus tard, dans état de tranquillité parfaite. Les idées seront peut-être encore embarrassées, la tête sera lourde, mais l'appréciation sera juste, le jugement bon; en un mot, l'épileptique sera rentré dans un état presque normal. Ces particularités sont de la plus haute importance lorsqu'il s'agit de poser un diagnostic. Comment, en effet, reconnaître un accès maniaque épileptique d'un accès maniaque simple ou alcoolique, si l'on n'avait la connaissance des antécédents du malade; le début seul, par sa brusquerie et la fin aussi rapide permettrait de reconnaître à coup sûr un état épileptique plus ou moins prononcé.

Il semblerait qu'une affection, dont tous les symptômes sont si accusés, qui produit un tel bouleversement de l'organisme, convulsions, hallucinations, délire, etc....., doive au moins laisser dans l'esprit du malheureux le souvenir de ses souffrances, de ses frayeurs, de son agitation bruyante, dont il semblait ressentir si vivement les effets. Il n'en est rien cependant, et si l'épileptique se rappelle quelques faits, ce sont ceux qui ont précédé l'attaque, c'est l'aura; hors de ce fait, rien n'est resté gravé dans la mémoire du malade, ni la chute, ni la crise, ni ses actes après l'attaque. Il est est excessivement rare qu'on rencontre un malade qui ait conservé un souvenir même approximatif de ces différents faits. Delasiauve était de cet avis. Esquirol a écrit : « Aucun épileptique ne conserve le souvenir de ce qu'il vient d'éprouver, aucun n'en a eu sans doute le sentiment. » M. Falret assure cependant qu'au bout d'un certain temps, les malades peuvent, à grand peine il est vrai, rassembler leurs souvenirs et reconstituer ainsi à peu près l'histoire de leur délire. « Dans tous les cas, dit-il, cette souvenance est bien incomplète, et cependant il est très-important de signaler que la perte de mémoire à des degrés divers est un caractère essentiel et presque constant de cet état mental. »

CHAPITRE III.

DE LA LUCIDITÉ APPARENTE.

Nous avons déjà plusieurs fois mentionné cet état particulier de l'intelligence qui, succédant à l'attaque, la sépare du délire ou peut se montrer à la suite de la manifestation délirante et qui possède tant de points de ressemblance avec le somnambulisme. Nous allons essayer de faire ressortir les différences qui existent en mettant en regard l'un de l'autre ces deux troubles de l'intelligence et en suivant pas à pas le développement des accidents dans les deux cas.

Le somnambule possède, peut-on dire, deux existences bien distinctes : dans l'une, la vie réelle, maître de sa volonté, son jugement est sain, ses actes et ses déterminations n'offrent rien de particulier, tout est conforme aux lois de la raison ; dans l'autre, qu'on pourrait qualifier d'existence imaginaire, les manifestations peuvent être de deux ordres : tantôt elles sont raisonnables, le malade paraît en possession de toutes ses facultés, on ne remarque rien d'insolite dans ses allures ; on a vu des malades plongés dans cet état particulier continuer leur commerce, discuter les marchés, s'occuper de leur comptabilité sans que rien en eux n'ait paru anormal aux personnes avec qui ils ont pu s'entretenir. Tantôt, au contraire, l'équilibre intellectuel semble rompu, les malades sont en proie à un véritable délire, et c'est alors que l'on voit certains d'entre eux, hommes ou femmes, accomplir parfois ces actes incompréhensibles, véritables tours de force dont ils seraient complètement incapables de s'acquitter pendant l'état de veille. Cet état de somnambulisme est ordinairement précédé de sommeil, et il paraît difficile d'admettre qu'une personne endormie dans son état normal, dont le sommeil n'a présenté rien de particulier, dont le réveil a semblé naturel, qui a continué à gérer ses affaires avec soin et raison, soit dans un état morbide. Rien n'est plus vrai cependant, et, quoique présentant les allures d'un homme raisonnable, le malade n'est qu'un automate n'ayant aucune conscience des actes qu'il accomplit. Dans certains cas cependant, le somnambulisme est précédé de quelques convulsions légères ou d'un état cataleptique des muscles. Cette période d'état de somnambulisme peut se montrer de jour comme de nuit; c'est cependant à ce dernier moment qu'elle apparaît de préférence, et l'observation a montré de plus que ce genre d'affection était bien plus fréquent chez les jeunes sujets que chez les personnes déjà avancées en âge.

Si, venant à mettre en présence de l'état de somnambulisme l'état de lucidité apparente de l'épileptique, nous comparons l'un à l'autre les différents phénomènes que nous y remarquons, nous trouvons une scène à peu près identique.

A la suite d'une convulsion plus forte, il est vrai que, dans le cas précédent, ou d'une série de convulsions, et le moment d'hébétude disparu, l'épileptique paraît revenu à son état normal ; il parle, raisonne, travaille de même que le somnambule ; ses actes peuvent être raisonnables ou dénoter un certain trouble de l'intelligence. Il paraît jouir de toutes ses facultés, de toute la plénitude de sa raison, et pourtant il n'en est rien ; en proie, en ce moment encore, aux suites de l'affection dont il est atteint, le malade n'a aucune conscience de ses actes ni de ses paroles. Si c'est entre la crise et le délire que s'est montré l'état de lucidité apparente, lorsque les phénomènes d'excitation cérébrale viendront à se montrer, l'état du malade pourra ressembler à celui du somnambule déraisonnable. Si c'est après la crise délirante qu'il s'est produit, la ressemblance est encore la même, si ce n'est que l'excitation cérébrale aura ouvert la scène. Il est donc presque impossible de distinguer ces deux états l'un de l'autre, et sauf la crise nerveuse plus forte, et les phénomènes délirants que l'on observe dans l'épilepsie, la manière d'être des malades est absolument la même.

C'est cette ressemblance dans les symptômes qui avait pu faire dire à Krafft-Ebing (1) : « On peut se demander si le somnambulisme est un nerveux anormal spécifique, ou s'il n'est qu'un symptôme partiel d'autres névroses (nervosisme-hystérie, épilepsie....). Le somnambulisme s'observe d'ailleurs si fréquemment dans le cours de ces névroses que tout au moins on peut admettre qu'il y a un certain degré de prédisposition. »

Il y aurait erreur grave à vouloir rapprocher l'un de

(1) Krafft Ebing. Traduction du docteur Doumic. Ann. méd. psych. série 5, t. X, 1870.

l'autre ces deux phénomènes somnambulisme et lucidité apparente et, si nous avons déjà pu constater quelques différences dans la première période, le mode de terminaison est bien différent, de même que les phénomènes consécutifs.

Tandis que nous voyons l'épileptique, arrivé à la fin de la période lucide, reprendre ses facultés en peu de temps, sans secousses et sans conserver d'autre malaise que la fatigue de la crise, le somnambule à son réveil ne reprend pas immédiatement sa conscience intime. Il passe par une période plus ou moins longue de confusion dans les idées et de somnolence.

Jamais le somnambule ne garde le souvenir de tous les faits qui se sont accomplis pendant son accès, Il peut même oublier les circonstances qui l'ont précédé ; il est juste toutefois de faire remarquer que, dans l'épilepsie, le même fait se reproduit quelquefois. Tandis que le somnambule ne se rappelle nullement le début de son accès, l'épileptique qui a éprouvé une *aura* en garde complètement le souvenir, et toutes les descriptions que l'on a pu donner des faits s'accomplissant, pendant cette période sont dues aux révélations des malades eux-mêmes. Tous deux peuvent dans certain cas conserver le souvenir de leurs actes pendant la période d'activité inconsciente, mais ce n'est jamais qu'une idée confuse analogue à celle que l'on conserve d'un songe.

Nous voici maintenant parvenus au point capital de la question et qui marque bien la différence qui existe entre les deux genres de maladie. Demandez à un épileptique de vous raconter ce qu'il a dit ou fait pendant sa dernière période de lucidité apparente, alors qu'il est de nouveau plongé dans cet état, il ne vous répondra rien, car il a tout oublié. Le somnambule au contraire racontera dans tous ses détails ce qui s'est passé pendant son état de sommeil pathologique. De plus il oubliera en ce moment ce qui s'est passé dans sa vie réelle, tandis que l'épileptique lucide pourra vous entretenir de ses affaires, de ses projets, de ce qui a pu lui arriver avant sa crise, etc.... Quelques faits montreront bien les différentes phases de ces deux états.

Une dame somnambule fut victime pendant une de ses crises d'un attentat à la pudeur. Revenue à elle, il lui fut impossible de se rappeler aucun des faits dont on l'entretenait. A la période suivante de somnambulisme, interrogée sur ce qui s'était passé, elle raconta dans ses détails l'attentat dont elle avait été victime.

Le Dr Mesnet rapporte qu'une dame hystérique et cataleptique éprouve des accès de somnambulisme, dont elle ne conserve aucun souvenir. Dans cet état, cette dame est en proie à des hallucinations terrifiantes. Elle gesticule, court de tout côtés; elle a oublié complètement les faits qui ont précédé son attaque. Ces crises ont été entrecoupées de deux tentatives de suicide, une par strangulation, l'autre par empoisonnement cuivrique (sous trempé dans l'eau). Elle se souvient alors des cachettes où dans son précédent accès elle a déposés certains objets qu'elle n'a pu retrouver dans son état de veille. Elle cherche un jour à se précipiter par une fenêtre; les personnes présentes s'y étant opposées, elle monte sur les meubles et se précipite à terre de toute sa hauteur. Ces accès de somnambulisme étaient toujours précédés de violents cris hystériques. Lorsque la fin de l'accès approchait, cette dame regagnait son lit, et à son réveil ne se rappelait aucun de ces faits.

OBS. **XXIV** (personnelle). — Mme X... est atteinte d'épilepsie depuis quinze années. Cette dame, d'un tempérament nerveux très-prononcé, n'avait jamais éprouvé de crises convulsives lorsque en 1863 elle perdit un de ses enfants. Elle était alors dans un état de grossesse assez avancé. L'enfant mourut vers huit heures du matin et l'émotion de la mère fut si grande qu'il lui fut impossible de verser une larme. Elle passa sa journée dans un état d'énervement extrême, et vers cinq heures du soir apparut la première crise d'épilepsie. Ces accès ont toujours été nombreux (12 à 13 par jour) et sont généralement incomplets ; les grandes crises ne se montrent guère que tous les quatre ou cinq jours, et sont annoncées par un phénomène assez bizarre d'aura viscérale. Cette dame habituellement constipée éprouve alors, dans la matinée, trois ou quatre évacuations alvines, et les grandes crises ne tardent pas à faire leur apparition. La fin de la crise est annoncée par un phénomène non moins bizarre. La peau présente un aspect particulier dû à la contraction des petits muscles papillaires, du derme et que l'on nomme vulgairement chair de poule.

La malade connaît bien la valeur de ce signe ; aussi la voit-on, dans ses crises incomplètes, regarder constamment la peau d'un de ses bras : tant que la chair de poule n'est pas apparue, la crise ou la série de crises n'est pas terminée. Les attaques d'épilepsie sont suivies de délire dans lequel la malade se montre insolente, grossière, et réclame son enfant ; on voit ensuite assez souvent se montrer une période de lucidité apparente de longueur variable dans laquelle la malade accomplit tous les actes de sa vie ordinaire, ainsi que de véritables tours de force. Le fait suivant est typique et montrera à quel point tout sentiment de retenue est détruit chez cette malade pendant ses accès.

Mme X... travaille pour un magasin de la ville qui lui donne à confectionner des fourreaux de parapluie. Le matin d'un des derniers jours du mois de février dernier, Mme X... quitte sa maison, emportant avec elle, dans un panier, une centaine de ces fourreaux terminés. La distance étant assez grande, Mme X..., prend place sur l'impériale d'un tramway. Au milieu de la route elle est saisie d'une crise assez forte, à laquelle succède une période de lucidité apparente. L'accès terminé, cette dame veut descendre de la voiture, ses voisins la retiennent ; elle veut enjamber la balustrade, on l'en empêche encore ; alors, s'élançant brusquement vers le siége du cocher, elle saisit ce dernier par le bras et fait le geste de le mordre. Cet homme étonné se porte de côté, alors Mme X... voyant la route libre, enjambe le siége du cocher et descend par le marche-pied très-roide et très-étroit réservé à ce dernier ; de là, avant que la voiture ait eu le temps de s'arrêter, elle saute à terre sans se faire le moindre mal. A peine avait-elle touché terre que cette dame est entourée de personnes, témoins de son exercice gymnastique, qui s'enquièrent de son état, veulent la secourir. Elle les repousse durement.

Deux agents s'avancent et lui demandent son adresse. Elle leur répond insolemment : « La voilà, mon adresse ! je ne crains pas de la donner, je ne suis pas de la police ! » Parvenue enfin à se débarrasser des gens qui l'entourent, Mme X... reprend son chemin à pied, et ce n'est qu'après une vingtaine de minutes de marche que, revenant tout à coup à elle, elle demeure très-étonnée de se trouver à pied ; elle ne se rappelait ni sa crise, ni sa descente périlleuse de la voiture, ni sa marche. Elle avait donc parcouru toute une grande distance sans avoir conscience de ses actes. Chose extraordinaire, malgré toutes ses évolutions, ses ennuis au milieu de la foule, Mme X... arrive chez son patron avec le nombre exact de fourreaux de parapluie. Il est arrivé mainte fois, nous a-t-elle raconté, que ses fournisseurs, voulant s'assurer si elle savait ce qui se passait autour d'elle, lui avaient rendu un compte inexact d'argent. Elle témoignait par gestes de son impatience et ne se retirait que lorsque l'erreur était rectifiée.

On pourrait, on le voit, en ne considérant que les faits les plus saillants, confondre l'un avec l'autre l'état de somnambulisme et l'état de lucidité apparente. Mais si, approfondissant la question, on va étudier les plus petits faits et les mettre en regard les uns des autres, on demeure convaincu que l'on se trouve en présence de deux affections bien différentes et que ce serait porter atteinte à la vérité que d'affirmer une relation de cause à effet entre l'épilepsie et le somnambulisme.

CHAPITRE IV.

DES IMPULSIONS.

Un grand nombre d'épileptiques sont soumis, par instants, à un phénomène singulier, digne d'attirer l'attention des praticiens. Nous voulons parler des impulsions.

Ces impulsions morbides, bien distinctes de celles de l'instinct, sont caractérisées par un besoin subit et souvent irrésistible d'accomplir un acte quelconque, souvent délictueux, et qu'ils pourront sincèrement regretter aussitôt après son accomplissement. Voici ses caractères spéciaux indiqués par Jousset (1).

L'impulsion devient maladive :

1° « Quand l'acte qu'elle détermine n'a nul rapport ou même est contraire à la nature de son mobile : par exemple, impulsion à tuer une personne aimée ou inconnue, impulsion à manger du charbon ou du plâtre ; etc.

2° « Quand elle tend à se soustraire au contrôle des autres facultés et à dominer la volonté. »

« L'irrésistibilité peut être, à une certaine période, un caractère de l'impulsion maladive, mais ce n'est jamais un signe pathognomonique, puisque, d'une part, cette irrésistibilité n'est pas constante et que, de l'autre, elle se retrouve dans les passions avancées à leur plus haut degré. »

Certains auteurs ont cru devoir rattacher cette perversion du sens moral à un état maladif spécial déterminé par l'épilepsie ; d'autres n'ont voulu y voir que la manifestation d'une manie particulière qu'ils ont dénommée « folie impulsive. »

Nous ne possédons pas encore une expérience suffisante pour trancher, dans un sens ou dans l'autre, cette question d'origine, nous voulons simplement insister sur cette modification spéciale du caractère qui pousse souvent les malades à nuire à leurs semblables, et à tout objet vivant ou inanimé qui les entourent. Le caractère particulier de cet état est, avons-nous dit, la presque simultanéité de conception et de mise à exécution du projet. On peut observer les impulsions soit pendant le délire

(1) Jousset. Ann. méd. psych., série 4, t. V.

qui précède ou suit l'attaque (voy. obs. XXVI), soit dans la période lucide, soit enfin dans la vie ordinaire du sujet.

Il est rare que le malade puisse lutter contre elles, et, malgré sa ferme volonté et la promesse qu'il s'est faite de résister , on le voit succomber de nouveau. Le caractère ordinaire de ces impulsions est nocif. Tantôt le malade est poussé au mal, à l'incendie, à la destruction ; tantôt, abandonnant les objets inanimés, il s'en prend à l'homme lui-même, et c'est alors que s'accomplissent ces crimes inexplicables, dans lesquels l'épileptique frappe ses parents, ses amis, les inconnus même qui ont le malheur de se trouver sur leur passage ; à un degré moins marqué, ils se bornent à faire un peu de mal, ils pincent ou piquent leurs voisins, vous offrent la main pour la serrer de toutes leurs forces, et la moindre expression de douleur leur fait plaisir. Mais ces impulsions deviennent surtout terribles lorsqu'elles viennent compliquer la manie simple ou furieuse, et l'on ne saurait, dans ces cas, prendre d'assez grandes précautions contre les malades qui en sont atteints.

Il semble quelquefois que l'accomplissement de l'acte amène chez le malade une sorte de détente, l'envie de nuire peut disparaître pour quelques temps ; si, au contraire, on peut s'opposer à sa mise à exécution, il semble que le besoin redouble d'énergie. Rarement l'impulsion revêt un certain caractère de douceur, et encore, dans ces cas, ainsi qu'on peut le voir par l'exemple que nous rapportons plus loin (voy. obs XXV), voit-on la coïncidence des deux formes similaires.

Certains malades peuvent pressentir l'approche de leur impulsion et en avertissent leur entourage. Ces faits sont rares, car souvent l'impulsion se déclare subitement, et le fait est accompli, que l'on n'a pas encore eu le temps même de le prévoir.

Gall a rapporté qu'un paysan, âgé de 27 ans, sujet à des

attaques d'épilepsie, éprouvait depuis deux ans un penchant irrésistible au meurtre. Dès qu'il sentait l'approche de ce délire, il demandait des chaînes, avertissait sa mère de se sauver ; il était très-abattu pendant l'accès, il savait très-bien que le meurtre est un crime, il se faisait délier après l'accès et se trouvait heureux de n'avoir point tué (1).

OBS. XXV (Personnelle). — Mlle X..., âgée de 27 ans, sans profession, est d'une intelligence assez faible. Sa physionomie présente an aspect particulier dû à un déveleppement énorme du maxillaire inférieur. Cette personne fut atteinte de convulsions à l'âge de 3 mois. Comme antédédents on trouve un oncle mélancolique, un de ses frères est mort de convulsions à l'âge de 6 mois. Ses règles apparurent à l'âge de 12 ans. Jusque-là elle n'avait témoigné que de bons instincts. Un jour, pendant son époque menstruelle, elle eut une forte frayeur causée par un jeune homme qui lui saisit la jambe. Sa famille rapporte à cet incident le début des attaques épileptiques. Mlle X... est sujette à éprouver des impulsions tantôt bonnes, tantôt mauvaises. Ces impulsions ne sont pas imputables à la faiblesse de l'intelligence dont la dégradation n'est pas encore poussée à un point aussi extrème. Par instants, elle frappe sa mère, lui jette à la tête tous les objets qui lui tombent sous la main, cherche à la blesser, brise ce qui l'entoure, et pousse la méchanceté jusqu'à cracher dans les aliments destinés à sa mère. Parfois, prise d'une sorte de remords, elle parcourt les églises, dépose de l'argent dans les tronc, fait l'aumône à tous les pauvres qu'elle rencontre. Un seul fait montrera l'exagération dans laquelle peuvent tomber ces malades. Peu de temps avant son entrée dans l'asile, Mlle X..., n'ayant plus d'argent sur elle, en chercha dans les meubles de sa mère, y trouva une somme de 200 francs ; en moins d'une demi-journée, toute cette somme était distribuée.

Mlle X..., entend parfois des voix, mais elle refuse obstinément de s'expliquer à ce sujet.

OBS. XXVI (Personnelle). — H.... Marie, veuve D..., couturière, est âgée de 39 ans. Le début de l'épilepsie remonte à trois ans. A

(1) Legrand du Saulle. — Médecine légale, p. 410.

cette époque, H...venait d'accoucher heureusement de deux enfants, lorsqu'on vint brusquement lui annoncer que son mari avait été écrasé dans une carrière. L'émotion lui donna, dit-elle, une fièvre violente, et ce n'est qu'un mois plus tard que se montrait la première attaque. Les crises étaient beaucoup plus violentes alors qu'elles ne le sont aujourd'hui, apparaissaient environ toutes les semaines. Rien ne prévenait la malade de leur approche.

Les attaques sont actuellement plus espacées, et reviennent tous les mois à l'époque des règles. Elles sont précédées depuis trois mois seulement d'une aura consistant en fourmillements généralisés plus marqués du côté gauche pendant laquelle H.... comprend ce qu'on lui dit, mais ne peut y répondre. Elle a de plus des hallucinations de la vue et de l'ouïe. Elle entend des mots injurieux et voit assez confusément une troupe de fantômes et d'assassins qui viennent pour la tuer. Elle se précipite sur eux et les fait fuir. A leur tête marche son beau-frère. Elle éprouve contre cet homme une haine insurmontable; celui-ci cependant s'est toujours intéressé à elle ; il a pris soin de ses enfants ; elle l'avoue, mais néanmoins le haït sans savoir pourquoi, et refuse de le voir. Elle éprouve bientôt des impulsions incendiaires, prend tous les objets qu'elle trouve pour des allumettes, les frotte et les jette de tous côtés. L'attaque se déclare ensuite très-violente, et pendant toute sa durée H... pousse des gémissements. La crise est suivie d'un accès de délire affectant le même caractère que l'aura. Seulement les faits y sont plus accusés, surtout les tentatives d'incendie.

QUATRIÈME PARTIE

De l'influence de l'épilepsie sur l'intelligence.

Nous n'avons encore examiné jusqu'ici que les modifications momentanées imprimées par l'épilepsie à l'intelligence de l'homme qui en est atteint. Nous avons vu que ces modifications pouvaient dans certains cas précéder la crise, dans d'autres la suivre soit immédiatement, soit en être séparées par un temps plus ou moins considérable. La durée de ces phénomènes est très-variable, avons-nous dit, elle peut embrasser des limites assez étendues. L'altération des facultés peut ne durer que quelques instants de même qu'elle peut, vu l'intensité et la longueur des crises, se continuer pendant plusieurs jours, et même plusieurs semaines. Dans ces cas, on voit l'état mental subir différentes variations en plus ou en moins et la perturbation intellectuelle ne se continue pas toujours avec une égale violence. A la suite de ces secousses, l'intelligence paraît reprendre son niveau normal. Nous avons dit « paraît » avec intention, car nous verrons bientôt que si momentanément l'appréciation du trouble définitif est impossible à faire, on peut s'assurer, au bout d'un certain temps, que le niveau intellectuel a baissé. Si donc, sur le moment, les apparences plaident en faveur de l'innocuité de l'épilepsie eu égard au sens moral, on s'exposera à d'amères déceptions en ne s'en rapportant qu'à ce qui paraît être et les espérances de longue conservation seraient bien mal fondées. Il est malheureusement trop vrai que l'intelligence succombe sous les assauts répétées de l'épilepsie, au point que le malade peut en arriver à la démence complète et ce n'est que bien rarement qu'on le voit résister victorieusement aux atteintes du mal.

Cet affaiblissement progressif des facultés avait été parfaitement constaté par les anciens auteurs qui nous ont laissé des travaux sur l'épilepsie, et tous s'accordaient à regarder la démence comme la terminaison fatale du mal comitial longtemps prolongé. Le degré de l'action dépressive exercée sur l'intelligence n'est pas toujours le même ; il varie avec l'intensité des attaques ainsi qu'avec le degré de résistance que peut opposer, à la marche envahissante de la maladie, le système nerveux du malheureux qui en est atteint. Il est bien évident que l'enfant, dont les facultés sont à peine développées ou commencent à prendre leur essor, ressentira plus vivement les atteintes de l'épilepsie qu'un adulte dont l'organisme entièrement développé lui permettra de résister longtemps, si pas victorieusement, à l'action dépressive de la maladie.

Nous devons examiner les diverses modifications que l'épilepsie apporte aux différents âges de la vie.

1° *Chez l'enfant.*

Lorsque l'épilepsie se développe chez l'enfant, il est assez difficile de la reconnaître sûrement dans la première période de la vie. Elle rentre alors dans la classe si nombreuse des convulsions. Ce n'est qu'à un âge plus avancé que le diagnostic différentiel peut acquérir un peu de certitude.

Plus l'épilepsie se montre à une époque peu éloignée de la naissance, plus les effets sur l'intelligence sont évidents, l'action nocive va en diminuant à mesure que l'enfant avance en âge.

Au point de vue des conséquences du mal caduc, on peut considérer dans l'enfance trois périodes :

1º Au-dessous d'un an.

2º De un an à cinq ans.

3º Au-dessus de cinq ans.

1º Lorsque l'épilepsie se développe chez un enfant âgé de moins de un an, il semble qu'une barrière infranchissable vienne s'opposer au développement ultérieur de l'intelligence. La faiblesse du système nerveux chez l'enfant, jointe à son extrême susceptibilité, fournissent un terrain favorable au développement d'une maladie dont le caractère essentiel est une marche insensiblement croissante. Il s'ensuit qu'un enfant, atteint dès sa naissance de ce mal terrible que l'on nomme épilepsie, conservera, s'il a pu résister physiquement à la violence des attaques, pendant le reste de son existence, un état intellectuel plus que rudimentaire. Van Swieten, dans les Commentaires de Boerrhave, dit avoir vu plusieurs infortunés qui étaient « fols » dès leur première enfance et que tous ceux dont il avait pu connaître l'histoire avaient eu des accès d'épilepsie. Arrivé à ce degré de nullité des sentiments, l'enfant tombe dans un état inférieur à celui de la bête. Tandis que le petit de l'animal témoigne à sa mère son affection de mille façons, gémit si on l'en éloigne, montre sa joie si on l'en rapproche, l'enfant idiot ne témoigne vis-à-vis de sa famille aucun sentiment affectif. Il reste indifférent soit qu'il voie ses parents, soit qu'il les quitte, et c'est sans le moindre chagrin qu'il se laissera emmener par la première personne venue. Nous pouvons donc constater ce point essentiel : disparition du sentiment affectif.

A mesure qu'ils avancent en âge leur caractère devient plus mauvais, pour le moindre motif leur colère éclate avec une extrême violence. Ce sont de véritables démons dont les instincts destructeurs se manifestent se manifestent à chaque instant. L'action de nuire semble être une des conditions essentielles de leur existence; même alors qu'ils sont encore jeunes beaucoup d'entre eux usent d'artifice pour satisfaire leurs impulsions. Ils semblent témoigner le désir d'être caressés et lorsque la mère ou une personne imprudente s'approche à leur portée, ils cherchent, soit à la mordre, soit à la griffer. Plus tard leurs mauvais instincts ne font que s'accroître, ils éprouvent un mâlin plaisir à tourmenter leurs camarades ou à torturer les animaux qu'ils peuvent saisir.

La plupart de ces idiots ne savent pas parler, leur langage se compose de deux ou trois mots très-simples, ou de quelques sons gutturaux qu'ils émettent à tout propos. Beaucoup gâtent, mangent d'une façon dégoûtante, souvent avec voracité, saisissant les aliments avec la main et s'en bourrant la bouche; d'autres au contraire ne font pas le moindre mouvement pour s'approcher de la nourriture, et si parmi eux quelques-uns témoignent par des pleurs le sentiment de la faim, il en est d'autres qui resteraient sans manger et pourraient, si on ne pensait pas à eux, mourir d'inanition sans qu'un seul geste, un seul cri, témoignât de leur besoin de nourriture.

Quant à l'instruction, il est inutile d'y songer. On voit souvent se développer avec l'âge des instincts vicieux dont les excès suffiraient seuls à affaiblir l'intelligence chez un enfant bien conformé. Rien ne peut les empêcher de s'y livrer, ni les réprimandes, ni les peines corporelles. Une surveillance de tous les instants peut seule arrêter ces mauvais penchants Sans notions de pudeur ni de retenue, on les voit commettre en public, les actes les plus immoraux avec un laisser-aller tout à fait bestial.

On parvient cependant, chez quelques-uns, à obtenir un langage à peu près correct, mais ils sont en général peu loquaces et ne parlent que très-rarement. Lorsque

leur âgè devient plus avancé, ils tombent dans l'inertie la
plus complète, et ils passent alors des journées entières
dans l'immobilité absolue, semblables à des malades atteints de stupeur. Leur existence devient purement vé-
gative, ils ressemblent aux êtres formant les derniers
échelons du règne animal.

Obs. XXVII (personnelle). — R... (Joséphine), 26 ans, est sujette aux attaques d'épilepsie depuis sa première enfance. Cette
malade a toujours eu l'air hébété. Jadis elle répondait quelquefois aux questions qu'on lui adressait, mais elle garde maintenant
un mutisme presque complet.

Depuis 1874 son intelligence s'est totalement éteinte.

La physionomie de la malade offre une marque inerte, le regard erre vaguement, sans s'arrêter à aucun objet; le visage est
maigre. Sur la région frontale on aperçoit un nombre incommen-
surable de cicatrices, empiétant les unes sur les autres, et conver-
geant toutes vers le nez qui est lui-même écrasé à sa racine. La
voûte palatine est déprimée, les dents cariés manquent en grande
partie. Les attaques épileptiques sont très-violentes, les secousses
prédominent du côté droit. C'est en vain que nous cherchons à obtenir un mot de cette malade. Toutes nos excitations la laissent
indifférente, elle reste obstinement muette.

Cependant, au moment où nous avions cessé de nous occuper
d'elle, R... témoigne le désir de satisfaire un besoin naturel et nous
entendons sa voix. R... parle lentement, en appuyant sur chaque
syllabe qu'elle traîne longuement, la voix est gutturale et monotone. Sa phrase terminée elle rentre dans son état de mutisme ordinaire et nous ne parvenons plus à obtenir d'elle la moindre parole ni le moindre son.

Les effets de l'épilepsie ne sont pas toujours aussi marqués que dans le cas précédent. Certaines intelligences
résistent victorieusement à la maladie, continuent à se
développer normalement, et l'épileptique peut arriver à
l'adolescence dans des conditions d'intelligence et de force
à peu près identique à celles de ses camarades.

2° Dans cette période, de un an à cinq ans, les conditions ont un peu changé. L'enfant connaît ses parents, il fait les premiers efforts pour parler, le développement physique et intellectuel se fait normalement, les premières dents se sont bien développées. L'enfant essaie ses premiers pas et bientôt ne tarde pas à marcher seul. Il parle couramment et on commence à lui indiquer les principes de la lecture. Son intelligence évolue régulièrement : soudain apparait l'épilepsie. Aussitôt cette croissance sur laquelle on fondait de si belles espérances s'arrête. L'enfant restera toute la vie au point même où la maladie est venue le surprendre. Quelque affligeant que puisse paraître ce résultat, c'est malheureusement le plus favorable et celui que l'on doit souhaiter d'obtenir; il est triste de reconnaître que, dans la plupart des cas, les effets nocifs de la maladie ne se bornent pas à entraver le développement de l'intelligence. Il semble que si la nature a fait faire à l'organisme un pas vers un état supérieur, l'épilepsie s'empresse de le faire retomber plus bas qu'il n'était monté, et l'on n'a pas toujours la consolation de voir se conserver chez ses malades les quelques lueurs de raison qui avaient pu rester au naufrage de l'intelligence. On peut suivre pour ainsi dire pas à pas la marche rétrograde des facultés. On voit l'enfant oublier peu à peu ce que l'on était parvenu à lui enseigner, et de chûte en chûte, il en arrive à l'état dont nous avons parlé plus haut, c'est-à-dire à l'état d'idiotie complète. Désormais tout espoir est perdu, et au lieu de cette intelligence qui semblait tant promettre, on ne trouve qu'un être vivant sans pensée comme sans désirs, une nullité animée.

Obs. XXVIII (Personnelle). — M... (Anne-Marguerite, âgée de 4 ans.

La mère de la jeune M... a eu quelques attaques d'hystérie dont la durée était d'nn quart d'heure environ. Elle a eu en outre quelques idées de suicide sans tentative de mise à exécution. Elle s'affecte vivement pour des choses de peu d'importance. Deux sœurs sur trois sont très-nerveuses, l'une d'elles éprouve des attaques d'hystérie.

Le grand-père du père de l'enfant était épileptique.

La grand'mère maternelle était très-nerveuse.

Anne M.,. naquit à terme et fut nourrie par sa mère jusqu'à l'âge de 13 mois. Son intelligence se développait comme celle des autres enfants, elle reconnaissait son père et sa mère, leur témoignait de l'amitié et commençait à parler : « Papa, maman, » à 18 mois, elle comprenait ce qu'on lui disait, pouvait se tenir à table et commençait à manger seule. A l'âge de 1 an elle n'avait pas encore de dents, les premières incisives se sont montrées à 13 mois. Toutefois elle a toujours paru un peu moins intelligente que les autres enfants.

Les premières convulsions se sont montrées à l'âge de 4 mois, elles duraient de un quart d'heure à une demi-heure et se montrant plus accusées du côté droit. Jusqu'à 10 mois elles revinrent environ tous les deux mois. Puis, sans fréquence allant en augmentant, elles devinrent quotidiennes et se montrèrent même jusqu'à deux et trois fois par jour. Depuis six mois il y a amélioration, et les attaques se sont espacées tous les quinze jours.

Les crises étaient de nature épileptique. L'enfant perdait connaissance, se mordait la langue, avait des évacuations involontaires. Elle a été très en retard pour la marche et ne commence à marcher que depuis un an.

Il y a un an ou un an et demi environ que l'intelligence est totalement éteinte. L'enfant mise en présence de sa mère ne témoigne aucun plaisir. Elle ne parle plus, aime le tapage, passe une journée à jouer avec un chiffon de papier ; elle montre aussi des instincts destructeurs. Lorsqu'elle voit une lumière elle cherche à prendre la flamme avec les doigts et s'est déjà fait de cette façon plusieurs brûlures aux doigts.

Jean Taxil avait bien observé cette marche décroissante de l'intelligence, quand il disait dans son Traité de l'épilepsie. « M. Joubert, en les paradoxes, conte une histoire, qui fait bien à ce propos, des enfants d'un apothicaire de Tholouze, appelé sire Anthoine Butin, lesquels parlaient toujours jusqu'à 4 ans et puis ils devenaient tellement sourds qu'ils n'entendaient aucun bruit et petit à petit ils cessaient de parler et c'est d'autant que, ne continuant plus d'ouïr, ils oubliaient aisément le langage qu'ils avaient appris, et qui n'était pas bien encore gravé dans leur mémoire. »

Van Swieten cite un enfant de 11 ans dont l'intelligence égalait celle d'un enfant de 2 ans. Le début de la maladie remontent à l'âge de 18 mois, à la suite d'une frayeur produite par la détonation d'un pistolet, il était devenu épileptique et avait jusqu'à quarante crises par jour à 3 ans, il tomba dans le feu, se brûla profondément et les crises disparurent.

3° Lorsque l'épilepsie vient à se développer chez un enfant âgé de 5 ans et plus, la marche rétrograde ne s'effectue plus aussi rapidement, il faut compter par années le temps nécessaire pour détruire l'intelligence et encore cette destruction n'est-elle pas complète. Ils restent généralement dans le *statu quo* et peuvent même acquérir par la suite quelques connaissances, mais leur intelligence reste toujours faible et se ressent jusqu'à la fin de leur existence de la secousse violente qu'elle a reçue pendant la jeunesse. Plus fréquemment, leur niveau intellectuel va en baissant progressivement et ils finissent par tomber, à un âge plus ou moins avancé dans la démence complète.

Chez l'adulte.

Nous aurons peu de choses à dire des modifications de l'intelligence chez l'adulte. Nous avons passé en revue toutes les les modifications passagères survenant à l'occasion des crises. Quant à l'état mental de l'épileptique qui a été si bien décrit par M. J. Falret (1), nous nous contenterons de l'esquisser à grands traits.

L'épileptique est d'un caractère ordinairement taciturne, chagrin, disposé à voir tout en noir, il interprète en mal tout ce qui se fait ou se dit autour de lui. Il se fâche d'un rien et entre dans des états de colère extrême. Il frappe facilement, brutalement, et cherche à blesser; égoïste à l'excès, il ne vit que pour lui. Exagéré dans toutes les manifestations, il sera obséquieux, servile, ou bien grossier et insolent. Afin de faire juger mieux de l'état du sens moral nous allons rapporter un fait signalé par Haushalter.

Obs. XXIX (Haushalter) (2). — Un de nos épileptiques qui précisement se fait remarquer par des pratiques religieuses exagérées lance un jour un violent coup de pied sur la région scrotale d'un de nos malades les plus inoffensifs parce que ce dernier, en passant près de lui, l'avait touché très légèrement.

Ce pauvre malade était atteint d'une hernie inguinale irréductible, il y eut rupture de l'intestin, et par suite péritonite mortelle. Dans l'espoir que cet accident pourrait modifier d'une manière heureuse le caractère violent et brutal de celui qui venait de commettre cet homicide, on le mit en présence du cadavre de sa victime; mais il fut impossible de faire naître en lui la moindre trace d'émotion; il ne manifesta pas même le plus léger repentir et se contenta de faire observer qu'il prierait pour l'âme du défunt.

Après un nombre variable d'années, l'intelligence du malade soumise à de nouveaux accès s'ébranle de plus en plus, puis bientôt anéantie, brisée, elle disparaît pour toujours et le malade tombe dans la démence complète.

Un des premiers effets de l'action dépressive de l'épilepsie est un affaissement général du système nerveux, un manque de volonté, une apathie insurmontable. La première faculté qui tend à disparaître est la mémoire et bientôt toutes les autres ne tardent pas à décliner d'une

(1) Falret, *loc. cit.*
(2) Haushalter, *loc. cit.*

manière très-appréciable jusqu'à ce qu'enfin elles s'éteignent complètement. Il importe de signaler ici un fait particulier qui pourrait induire en erreur et faire porter un pronostic fâcheux qui ne serait pas en rapport avec l'état mental réel du malade. Il arrive que chez certaines personnes, l'emploi prolongé du bromure de potassium à hautes doses, entraîne une amnésie plus ou moins considéble. Cette diminution de la mémoire n'est imputable qu'à l'action seule du médicament, et un simple arrêt dans le traitement ne tarde pas à rétablir l'intelligence dans son état normal. Il est facile de comprendre l'extrême importance de ces connaissances pour le médecin qui pourrait, s'il n'en était prévenu, attribuer à la maladie une action aussi marquée, et chercherait à la diminuer en augmentant les doses du médicament, ce qui produirait l'inverse de l'effet attendu. Tandis qu'averti de cette éventualité, le praticien ne s'effraiera pas d'une amnésie survenant rapidement pendant le traitement par le bromure de potassium, et saura la faire disparaitre rapidement en suspendant quelque temps l'administration du médicament.

3° *Chez le vieillard.*

L'épilepsie se montre rarement à un âge avancé, et il est exceptionnel de rencontrer des cas comme celui dont parle Trousseau, c'est-à-dire d'épilepsie se montrant pour la première fois à l'âge de 73 ans. Rien de particulier à noter dans ce cas si ce n'est que, déjà ébranlée par l'âge, la raison sombre bien plus facilement et plus rapidement que dans l'âge adulte, le résultat est donc le même : démence. Le laps de temps varie seul.

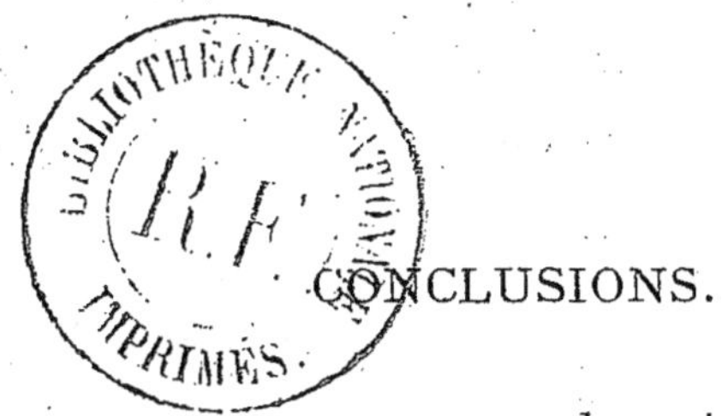

CONCLUSIONS.

De tout ce que nous venons de voir touchant les effeté de l'épilepsie sur l'intelligence de l'homme nous pouvons tirer les conclusions suivantes :

I. L'épilepsie se présente rarement d'emblée ; son approche est d'ordinaire annoncée par un certain nombre de signes.

II. Ces signes consistent en troubles de la sensibilité générale et de la sensibilité spéciale.

III. Leur caractère ordinaire est d'être désagréable.

IV. Leur durée est très-variable. Quelques secondes à quelques jours.

V. L'aberration de l'intelligence peut provoquer un délire furieux.

VI. L'état intellectuel est variable pendant la crise. Le patient est anéanti ou conserve un certain degré de lucidité.

VI. La crise peut se borner à un vertige ou à une absence.

VIII. Dans certains cas elle est remplacée par un accès de délire.

IX. L'attaque épileptique est suivie d'une période d'intensité et de longueur variable de dépressions ou d'excitation.

X. La dépression peut varier de l'état d'hébétude à la stupeur la plus profonde.

XI. L'excitation comporte tous les états intermédiaires entre la gaîté, la loquacité et le délire furieux.

XII. Les hallucinations se reproduisent ici comme dans les prodromes, mais leur intensité est plus grande.

XIII. L'attaque d'épilepsie peut être séparée des phénomènes consécutifs pour une période de longueur variable de lucidité apparente.

XIV. Cette période ne doit pas être confondue avec le somnambulisme auquel elle ressemble à différents points de vue.

XV. On remarque souvent dans le délire et même dans l'état ordinaire un certain nombre d'impulsions.

XVI. Entre plusieurs attaques le malade peut rester dans un état particulier de stupeur nommé état de mal.

XVII. L'épileptique, en règle générale, ne conserve aucun souvenir de son attaque ni de son délire, si n'est de l'aura.

XVIII. Il est complètement irresponsable des actes mis à exécution par lui pendant la période délirante prodromique et consécutive.

XIX. Développée chez l'enfant, l'épilepsie amène l'idiotie complète ou tout au moins un arrêt de l'intelligence.

XX. Chez l'adulte, elle cause un affaiblissement marqué de toutes les facultés pour arriver à la démence.

XXI. Chez le vieillard elle occasionne un affaiblissement intellectuel très-rapide, et l'apparition précoce de la démence.

Paris. A. Parent, imprimeur de la Faculté de Médecin, rue M.-le-Prince 31.